TELÓMEROS Y EPIGENÉTICA

Modificando nuestros genes

© Adolfo Pérez Agustí (2017)

edicionesmasters@gmail.com

Madrid (Spain)

Prohibida su reproducción total o parcial, sin permiso expreso del autor.

Quien desee contactar con el autor, puede hacerlo al email arriba expresado, en la seguridad que será contestado.

TELÓMEROS Y EPIGENÉTICA
Modificando nuestros genes

Adolfo Pérez Agustí

Médico Docto por la Confederación Internacional de Medicinas Ancestrales.

Ha estudiado, entre otras materias, Biología, Genética y Botánica medicinal en la Universidad Complutense de Madrid (España)

La naturaleza nos dio el hambre y nos puso la comida, nos dio los pulmones y el aire, la sed y el agua. La naturaleza nos inculcó la agresividad y nos enseñó el amor, se hizo misteriosa y nos otorgó la inteligencia, nos trajo las enfermedades y nos proporcionó los remedios. Solamente la egolatría del ser humano le ha hecho creer que tras los muros de un laboratorio médico está la solución a sus males, que se pueden evitar las enfermedades inoculando venenos, y restaurar la salud de un órgano dañando a otro. Cuando, dentro de unos años, la humanidad recuerde cómo se curaba a nuestras generaciones, con química y procedimientos invasivos que llegan a nuestras entrañas, sentirán pena por nosotros.

Justificación

De tanto mirar en el interior, apenas prestamos atención al exterior. Pero lo que hay fuera de nosotros nos condiciona, nos empuja y transforma, con mayor contundencia que lo que ocurre dentro, pues no hay un determinismo basado en la genética, sino solamente unas características mutables.

Aunque las células realizan una serie de pasos complicados para traducir su secuencia de bloques básicos de ADN en proteínas, mediante lo cual llevarán a cabo las funciones vitales de la vida, estos cambios dependerán de la expresión genética, casi siempre dependiente de cambios cronológicos, espaciales, o bien como respuesta a las condiciones ambientales en las que se encuentra la célula o el individuo. Por otra parte, las respuestas al ambiente o los procesos de desarrollo, no se producen como consecuencia de la activación de un único gen en un momento, sitio o condición determinada, sino que suele ser necesaria la expresión coordinada de un conjunto de ellos para que tenga lugar el efecto. Por ello, todo cuanto ocurre en las cadenas de ADN es modificable, incluso a voluntad. En los telómeros y la epigenética, está la clave.

CAPÍTULO 1

No hay genes de la inteligencia, aunque la interacción de miles de ellos proporciona resultados óptimos en las diversas ramas del saber.

LA CÉLULA

Una célula es la unidad básica de todo ser orgánico, el elemento de menor tamaño que puede considerarse vivo y capaz de actuar de manera autónoma.

Todos los organismos vivos están formados por células, y en general se acepta que ningún organismo es un ser vivo si no consta al menos de una célula.

La célula presenta una membrana externa o plasmática que la rodea, rica en fosfolípidos, glicolípidos y proteínas, y su función es la de mantener el contenido celular controlando lo que entra y sale de ella. Todo el contenido interno de la célula limitado por la membrana se denomina *protoplasma*, y en su interior se encuentran el núcleo y el citoplasma.

El ser humano es un organismo pluricelular dotado de células *eucariotas* que poseen material genético en un solo núcleo, el cual está envuelto por dos capas lipídicas atravesadas por poros nucleares y unido al *retículo endoplasmático*. En el interior del núcleo se encuentran el ADN y el ARN.

Tenemos muchos billones de células (una cifra sin determinar) que poseen la extraordinaria propiedad de cooperar entre sí para constituir elementos muy complejos y asegurar la supervivencia del conjunto orgánico.

Para una mejor comprensión, sintetizaremos algunos conceptos básicos:

Cariotipo: Conjunto de caracteres individuales (número, tamaño, aspecto, forma, posición del centrómero, etc.) de los cromosomas de una especie que permite identificarlos como propio de ella.

Cromosomas: Estructuras que se encuentran en el núcleo de las células que transportan fragmentos largos de ADN. También contienen proteínas que ayudan al ADN a existir en la forma apropiada.

Cada célula en el cuerpo humano tiene 23 pares de cromosomas, la mitad proviene de la madre y la otra mitad del padre. Dos de los cromosomas, el X y el Y, determinan el sexo del nacido. El cromosoma del padre determina el sexo.

Expresión génica: Las instrucciones proporcionadas por cada gen para formar un producto funcional, o sea, una molécula necesaria para desempeñar un trabajo en la célula. Pueden expresarse o silenciarse.

Fenotipo: Interacción entre el genotipo y la epigenética. Son los caracteres observables.

Genética: Ciencia que estudia el material hereditario bajo cualquier nivel o dimensión.

Gen: Cadena de ácido desoxirribonucleico (ADN) y base molecular de la herencia, que se encuentra en un orden fijo en el cromosoma. El ser humano tiene entre 20 y 25.000 genes en cada célula y forman el genoma humano.

Genoma: El total del material genético de un organismo que incluye los genes y también las secuencias no codificantes.

Genómica: Estudio y aplicación del genoma.

Genotipo: Información genética en forma de ADN de un organismo. Es una combinación de alelos.

Transgénesis: Proceso de transferir genes –información- de un organismo a otro.

ADN (ácido desoxirribonucleico)

El ADN, o ácido desoxirribonucleico, es el material hereditario que se encuentra en el núcleo de todas las células en los seres humanos y otros organismos vivos, denominándose más precisamente como ADN nuclear. Sin embargo, una pequeña parte de ADN también se puede encontrar en la mitocondria (orgánulo del citoplasma que se ocupa de la respiración celular y aporta energía) y se denomina ADN mitocondrial o ADNmt. Ambos son conductores eléctricos y muy sensibles a las influencias magnéticas y las radiaciones ultravioletas.

Básicamente, el papel principal de la molécula de ADN es el almacenamiento a largo plazo de la información, lo que nos lleva a considerar que el ser humano es básicamente un organismo de información, antes que un organismo energético. Allí se almacenan los datos o códigos que servirán para dar las instrucciones necesarias que construirán otros componentes de las células, como proteínas y las moléculas de ARN. Estos segmentos son denominados más específicamente como *genes*. Para que esta información pueda ser utilizada, debe copiarse en otras unidades diferentes llamadas ARN, que será interpretada usando el *código genético*. El conjunto de información se denomina *genoma*, mientras que el ADN que lo constituye, el *ADN genómico*, y al conjunto de toda la información que corresponde a un organismo se le denomina *genotipo* que, junto con los factores ambientales, determinan las características del organismo, es decir, su *fenotipo*.

Las moléculas de ADN especifican la secuencia mediante la cual los 20 aminoácidos del cuerpo humano forman las treinta mil proteínas necesarias.

El ADN es un polímero de nucleótidos, un compuesto formado por muchas unidades simples conectadas entre sí. Cada *nucleótido* está formado por un azúcar o pentosa (desoxirribosa), una base nitrogenada y un grupo fosfato que actúa uniendo la estructura. La unión de la base nitrogenada (citosina, adenina, guanina y timina) con la *pentosa* (desoxirribosa), forman un *nucleósido*; éste, uniéndose al ácido fosfórico, nos da un nucleótido, mientras que la unión de los nucleótidos entre sí nos da un polinucleótido, en este caso el ácido desoxirribonucleico. Estos nucleótidos están dispuestos en dos largas cadenas que forman una espiral en forma de doble hélice y que se percibe como una escalera de caracol, en donde los *pares de bases* forman los peldaños de la escalera y las moléculas de azúcar y fosfato forman los lados de la escalera.

En los organismos vivos, el ADN se presenta como una doble cadena de nucleótidos, en la que las dos hebras están unidas entre sí por unas conexiones denominadas *puentes de hidrógeno* que se comportan como fuente de atracción entre dos átomos que se unen a grupos fosfato y azúcar. Allí se deposita la información genética gracias a la disposición secuencial de las cuatro bases nitrogenadas a lo largo de la cadena. Su composición de ácidos nucleicos, Adenina (A) y Guanina (G), y de pirimidinas como la Citosina (C) y la Timina (T), les permite ser complementarias entre ellas: A se aparea con T, y C con G.

Este apareamiento se mantiene debido a la acción de los puentes de hidrógeno entre ambas bases, formando pares de bases que dan lugar a los peldaños de la escalera dirigidos hacia el centro y perpendiculares al eje de la molécula, mientras que las moléculas de azúcar y fosfato forman los lados de la escalera.

El ADN en los seres humanos contiene alrededor de 3 mil millones de bases y éstas son similares en un 99% en las personas. Estas bases son secuenciadas de forma diferente para efectuar las diferentes informaciones que necesitan ser transmitidas. Otra propiedad es que puede hacer copias de sí mismas. Así, cada nuevo ADN tiene una copia del ADN antiguo desde donde se hace la copia. También puede dar forma a estructuras metálicas del mismo modo que conforma la síntesis de proteínas.

El ADN mitocondrial

Cada célula contiene en el citoplasma cientos de miles de mitocondrias que albergan pequeñas cantidades de ADN que se le conoce como *ADN mitocondrial* o ADNmt, el cual contiene 37 genes. Trece de estos genes proporcionan instrucciones para hacer las enzimas implicadas en la producción de energía mediante la fosforilación oxidativa, y se calcula que hasta el 90% de la energía celular en forma de ATP es producida de esta forma. El resto de los genes ayudan en la toma de moléculas de *ARN de transferencia* (ARNt) y *ARN ribosómico* (ARNr) que originan la síntesis de proteínas.

Replicación

La replicación del ADN, que ocurre una sola vez en cada generación celular, necesita de muchas enzimas, y una gran cantidad de energía en forma de ATP (adenosin trifosfato). La iniciación de la replicación o *fase G1*, siempre acontece en un cierto grupo de nucleótidos, que requiere entre otras las enzimas *helicasas* para romper los puentes de hidrógeno y las *topoisomerasas* para aliviar la tensión, y de las proteínas de unión de cadena simple para mantener separadas las cadenas abiertas. Esta fase tiene una duración de entre 6 y 12 horas, y durante este tiempo la célula duplica su tamaño y masa debido a la continua síntesis de todos sus componentes.

Después las células pasan a una *fase G2* a fin de, entre otras cosas, recuperar energía para la siguiente fase de la división celular, y que tiene una duración entre 3 y 4 horas. Este proceso proporciona un núcleo con el doble de proteínas nucleares y permite que cada cromosoma se duplique y forme dos *cromátidas* idénticas.

La replicación del ADN en el ser humano se realiza a una velocidad de 50 nucleótidos por segundo, pero estos nucleótidos tienen que ser armados y estar disponibles en el núcleo conjuntamente con la energía para unirlos.

Una vez que se abre la molécula, se forma un área conocida como *burbuja de replicación* en donde se encuentran las *horquillas de replicación*, la coyuntura cuando el ADN se está autoduplicando. Por acción de la ADN *polimerasa* los nuevos nucleótidos entran en la horquilla y se enlazan con el nucleótido correspondiente de la cadena de origen (A con T, C con G).

Una cadena formará una copia continua, mientras que en la otra se formarán una serie de fragmentos cortos conocidos como *fragmentos de Okazaki*. La cadena que se sintetiza de manera continua se conoce como *cadena adelantada* y, la que se sintetiza en fragmentos, *cadena atrasada*.

Para que trabaje la ADN polimerasa es necesaria la presencia, en el inicio de cada nuevo fragmento, de pequeñas unidades de ARN conocidas como *cebadores*, que permitirán que se activen otras enzimas y remuevan los fragmentos de ARN y coloquen los nucleótidos de ADN en su lugar. Finalmente, una ADN *ligasa* los unirá a la cadena en crecimiento.

ARN

El Ácido Ribonucleico (ARN) o Adenosin Ribonucleico, fue descubierto después del ADN y no restringido al núcleo de los eucariotas, ya que se encuentra también en el citoplasma y los ribosomas. Recordemos que los ribosomas son en su 2/3 ARN, un tipo llamado *ARN ribosómico* (ARNr) y 1/3 proteínas. Una célula típica contiene 10 veces más ARN que ADN.

Se trata de una importante molécula con largas cadenas de nucleótidos (un nucleótido contiene una base nitrogenada, un azúcar ribosa, y un fosfato) y al igual que el ADN, el ARN es de vital importancia para los seres vivos, conteniendo bases de adenina, citosina, guanina y uracilo (en lugar de timina).

Mientras que el ADN se define como un ácido nucleico que contiene las instrucciones genéticas utilizadas en el desarrollo y funcionamiento de todos los organismos vivos conocidos, las moléculas de ARN están implicadas en la síntesis de proteínas y, con frecuencia, en la transmisión de la información genética. A diferencia del ADN, el ARN viene en una variedad de formas y tipos. Así, mientras que el ADN se ve como una doble hélice y una escalera de caracol, el ARN puede ser de más de un tipo, normalmente de hebra sencilla, mientras que el ADN es generalmente de doble cadena. Por otra parte, la cadena del ARN es más corta y su aspecto es como el de una banda, no como doble hélice.

El azúcar desoxirribosa en el ADN es menos reactivo a causa de enlaces de CH y es estable en condiciones alcalinas. Posee pequeñas ranuras donde la enzima perjudicial puede unirse, lo que hace que sea más difícil para la enzima atacar el ADN. El ARN, por el contrario, no es estable en condiciones alcalinas y posee grandes ranuras, lo que hace que sea más fácil de ser atacado por enzimas, aunque es más resistente a los daños por rayos ultravioletas.

Para duplicarse, el ADN necesita de otra molécula que actúe como mensajero o colaborador que copie la información, y esa molécula es el ARN, cuya función fundamental es transcribir las órdenes del ADN y así formar las nuevas proteínas, transfiriendo el código genético desde el núcleo hasta el ribosoma.

Este proceso evita que el ADN tenga que salir del núcleo manteniéndole, junto al código genético, protegido de daños. Sin ARN, la síntesis de las proteínas nunca se podría realizar.

El ARN está formado a partir del ADN mediante un proceso denominado transcripción y que consiste en utilizar enzimas como las *polimerasas*. Existe un tipo de ARN llamado *ARN mensajero* (ARNm) que transporta la información del ADN a las estructuras llamadas ribosomas. Estos ribosomas están hechos de proteínas y de ARN ribosómico (ARNr). Todos ellos se unen y forman un complejo que puede leer los ARN mensajeros y traducir la información que llevan a la formación de proteínas. Esto requiere la ayuda de *ARN de transferencia* o ARNt.

La información fluye (con la excepción de la transcripción reversa) del ADN al ARN usando el ADN como molde, y luego a la proteína por el proceso de traducción (construcción de una secuencia de aminoácidos –polipéptido- con la información proporcionada por la molécula de ARN).

Los 20 aminoácidos están representados en el código genético. La *metionina* (en realidad la formil-metionina, f-Met) es siempre el primer aminoácido de la cadena polipeptídica, y frecuentemente se elimina al final del proceso.

Algunos ARN son enzimas y aunque anteriormente se creía que sólo las proteínas podrían ser enzimas, ahora se sabe que pueden adoptar complejas estructuras terciarias y actuar como catalizadores biológicos. Las enzimas de ARN son conocidas como *ribozimas*, y exhiben muchas de las características de una enzima clásica, tales como un sitio activo, un sitio de unión para un sustrato y un sitio de unión para un cofactor, como un ion metálico. Una de las primeras ribozimas que se descubrió fue la ARNasa P, una *ribonucleasa* que está implicada en la generación de moléculas de ARN.

En concreto:

El *Ácido Ribonucleico mensajero* (ARNm) es el molde para la construcción de la proteína.

El *Ácido Ribonucleico ribosómico* (ARNr) se encuentra en el sitio donde se construye la proteína: el ribosoma, las organelas de la célula donde se sintetizan las proteínas.

El *Ácido Ribonucleico de transferencia* (ARNt) es el transportador que coloca el aminoácido apropiado en el sitio correspondiente.

El ARN tiene el *azúcar ribosa* en vez de desoxirribosa y la base uracilo (U) reemplaza a la timina (T).

El ARN tiene una sola hebra, si bien el ARNt puede formar una estructura en forma de trébol debido a la complementariedad de sus pares de bases.

El ARNm, independientemente del organismo de donde proviene, puede iniciar la síntesis proteica.

El ARN puede sintetizar ADN puede realizar una transcripción inversa, mediante una enzima.

División celular

En el ser humano cuando hablamos de mitosis nos referimos al núcleo. Durante la mitosis los cromosomas replicados se posicionan cerca de la mitad de la célula y luego se segregan de tal manera que cada célula resultante recibe una copia de cada cromosoma original.

En la división de la célula podemos distinguir varias fases difíciles de separar, ya que se trata de un proceso dinámico.

La *interfase* no es parte de la mitosis y en ella el ADN se ha replicado, pero no se ha formado la estructura condensada del cromosoma. La membrana nuclear está todavía intacta para proteger a las moléculas de ADN de la mutación. Abarca las fases G1 (crecimiento y maduración), S (copia el ADN), G2 (preparación a la división), y si esa célula ya no se va a dividir más, entra en lo que se denomina período G0. Si por el contrario, esa célula va a volver a dividirse, entra de nuevo en el período G1.

Profase, en donde la cromatina se vuelve visible, el nucléolo desaparece, los centriolos se mueven y se forma el huso mitótico, formándose los cromosomas. Dura de 35 a 40 minutos.

Prometafase, con la membrana celular disuelta y los cromosomas comenzando a moverse.

Metafase, con las fibras del huso alineando los cromosomas en la mitad del núcleo, se evita que exista una progresión prematura hacia la siguiente fase. Las cromátidas aún no están unidas.

Anafase, en donde los pares de cromosomas se mueven a lados opuestos de la célula y se forman las dos copias con la información genética original. Esta fase es muy rápida, y dura solamente tres o cuatro minutos.

Telofase, con los cromosomas dispersos y formándose nuevas membranas, la cromatina y el nucléolo. Ya hay dos células idénticas con sus núcleos.

Cinotesis, en donde las células hijas ya están separadas y poseen núcleo, además de una copia completa del genoma de la célula original.

Apoptosis, es la muerte celular por fragmentación, pero es un proceso normal que favorece al organismo en su conjunto. Ocurre después de varias divisiones y sus restos son reutilizados por los macrófagos.

Meiosis, es un tipo de reproducción sexual. Es un tipo especial de división celular necesaria para la reproducción sexual en las eucariotas.

Repasando los genes

Los genes son segmentos de ADN que se codifican para formar una proteína específica. Estas proteínas son las responsables de la expresión del *fenotipo*, la manifestación externa de un conjunto de caracteres hereditarios que dependen tanto de los genes como del ambiente.

La *herencia poligénica* es el conjunto responsable de muchos caracteres como el peso, forma, altura, color y metabolismo que son gobernados por el efecto acumulativo de muchos genes. La altura en los seres humanos es un tipo de herencia poligénica.

Las anormalidades cromosómicas incluyen inversión, inserción, duplicación y pérdida de un fragmento de ADN de un cromosoma. Dado que el ADN es información, y que la misma tiene un punto de comienzo, una inversión produce una proteína inactiva o alterada. Igualmente una duplicación puede alterar el producto del gen.

Un gen no es más que un fragmento de ADN, es decir, un conjunto de nucleótidos unidos entre sí, con información para un carácter determinado, de tal manera que un cromosoma se puede considerar como un conjunto de genes. Los genes determinan las características hereditarias de cada célula u organismo, el material hereditario que se encuentra dentro del núcleo de la célula. Se estima que los seres humanos tienen genes que causan el envejecimiento, pero esto es una hipótesis.

Cada persona tiene dos copias de cada gen, uno heredado de cada progenitor. Estos son en su mayoría similares en todas las personas, pero un pequeño número de genes (menos de 1 por ciento del total) son ligeramente diferentes entre personas, determinando la paternidad.

Un gen puede contener varios miles de *codones*, cada uno de ellos codificando un aminoácido. Un codón es un triplete de nucleótidos, la unidad básica de información en el proceso de traducción. Esta correspondencia es la base del código genético que permite traducir la secuencia de ARNm a la secuencia de aminoácidos que constituye la proteína. Hay 64 codones diferentes por combinación de los 4 nucleótidos en cada una de las 3 posiciones del triplete, pero sólo 61 codifican aminoácidos. Salvo la metionina y el triptófano que están codificados por un único codón, los aminoácidos pueden estar codificados por 2, 3, 4 ó 6 codones diferentes. Los codones que codifican un mismo aminoácido muchas veces tienen los dos primeros nucleótidos iguales, cambiando sólo el tercero.

Anomalías cromosómicas

Las enfermedades de este tipo hay que considerarlas como intentos evolutivos fallidos, pues el cariotipo humano está en continua evolución. En un cromosoma pueden existir regiones o locus alterados e incluso mutaciones o cromosomopatías, alteraciones en el número de genes o en el orden de estos dentro de los cromosomas que se deben a errores durante la gametogénesis o en las primeras divisiones del cigoto.

Las anomalías cromosómicas ocurren en el 0,48% de los nacimientos humanos vivos y se producen en una o más bases. También suponen el 25-30% de los abortos espontáneos.

La *trisomía* del 21 o Síndrome de Down, ocurre globalmente en 1 cada 700 nacimientos. Esta anomalía no se transmite genéticamente, sino que se adquiere. Este trastorno sucede cuando una persona tiene 47 cromosomas en lugar de los 46 habituales. La mayoría de los casos se da cuando hay una copia extra del cromosoma 21.

En porcentaje, en las mujeres hasta 20 años la trisomía del 21 se declara en 1 cada 2000 nacimientos. En las mujeres de hasta 30 años, en 1 cada mil nacimientos. A partir de los 35 años es 1 de cada 350, y a los 45 uno cada 30.

Otras trisomías, como la del 13 y 18, no logran sobrevivir.

Las enfermedades mitocondriales se transmiten vía materna. Sabemos que las mitocondrias contienen un ADN más pequeño que el nuclear y que se encuentran en el citoplasma.

Los afectados por el *síndrome de NARD*, que se produce por mutaciones en el ADN mitocondrial, sufren debilidad muscular proximal con neuropatía sensorial, ataxia y retinitis pigmentaria.

Los afectados por el *síndrome de Leigh*, una enfermedad degenerativa cerebral progresiva, padecen lesiones del tronco cerebral y de los ganglios basales. Su prevalencia al nacer se ha estimado en 1/36.000. El inicio de los síntomas se produce típicamente antes de los 12 meses de edad pero, en casos raros, puede producirse durante la adolescencia, o incluso el inicio de la edad adulta.

La *epilepsia mioclónica*, suele estar asociada a una alteración ubicada en el cromosoma 6. Es frecuente tener episodios de fuertes sacudidas de los miembros superiores y en menor medida de los inferiores, que suelen aparecer de forma preferente tras el despertar o asociadas a la privación de sueño.

En la *deficiencia mental genética* u oligofrenia, hay reacciones anómalas ante un estímulo, con problemas en el aprendizaje, los instintos y la consciencia. Puede ser debida a traumas en el momento del parto, o afecciones cerebrales. También a sistemas poligénicos (herencia multifactorial) o a algunas anomalías en la constitución cromosómica sexual.

La *Leucemia mieloide crónica*, es un tipo de cáncer que se inicia en ciertas células productoras de sangre de la médula ósea, ocasionado por que se forma un gen anormal llamado BCR- ABL.

Los pacientes con *progeria de Hutchinson- Gilford* presentan una mutación autosómica dominante del cromosoma 1q, produciendo una proteína tóxica denominada progerina.

La *distrofia muscular* está ligada al cromosoma X y es más común en los varones.

¿Hay un determinismo biológico?

El determinismo biológico, nos habla de la creencia de que el desarrollo humano e incluso su comportamiento, están controlados por los genes de un individuo. Según esta inconsistente teoría, tanto las normas de conducta compartidas, como las diferencias sociales y fisiológicas que existen entre los grupos, básicamente diferenciadas por la raza, lugar o sexo, derivan de las características heredadas.

Las particularidades, por tanto, serían inmutables, tanto como las enfermedades genéticas, otro error fatalista que ha llevado a la resignación a millones de personas.

El determinismo genético trata de diferenciar a los individuos a partir de su estructura genética, pero olvida con demasiada frecuencia que somos cuerpo, mente y espíritu, y que todo proceso biológico es susceptible de cambiar si se dan determinadas circunstancias o sabemos cómo. Por lo tanto, la genética debemos considerarla como un mecanismo de adaptación rápido, pero no inmutable y, por supuesto, mejorable. Es más, la evolución es una prueba de cómo las especies se han adaptado respecto a sus ancestros y han dado un salto en la escala de valoración evolutiva. Si todo estuviera determinado por las características genéticas, el ser humano sería un clon de nuestros antepasados.

Así que, una vez que hemos aclarado que no existe el *determinismo biológico estricto,* tanto en la biología como en las características psicológicas, vemos que el fenotipo es la expresión del genotipo en función de un determinado ambiente, en principio, la manifestación visible del genotipo, aunque esta explicación se queda muy corta. Por ello, el genotipo lo podemos estudiar observando el ADN, mientras que el fenotipo requiere la observación de su morfología, desarrollo, propiedades bioquímicas, fisiología y comportamiento, todo influenciable por el medio ambiente.

Como conclusión, una vez que el óvulo humano ha sido fecundado por un espermatozoide humano, hay solamente un determinismo: habrá un ser humano.

CAPÍTULO 2

TEORÍAS DEL ENVEJECIMIENTO

¿Por qué envejecemos? Aunque la cuestión se ha planteado desde hace cientos de años, los misterios que controlan la vida humana aún no se han descubierto. Durante las últimas décadas, se han propuesto muchas teorías para explicar el proceso de envejecimiento, pero ninguna de ellas parece ser plenamente satisfactoria. En su lugar, vemos que estas teorías interactúan entre sí y una mezcla de elementos contribuye al envejecimiento. En este libro, sin embargo, sólo hablaremos de las tres teorías principales del envejecimiento: senescencia celular, epigenética y acortamiento telomérico.

Senescencia celular

Estudios recientes sugieren que la senescencia celular podría ser un modelo celular de envejecimiento organismal. Se encontraron acumulaciones de células senescentes in vivo en mamíferos con edad creciente, y en sitios de patologías relacionadas con la edad.

La senescencia celular es un estado aparente de detención irreversible del crecimiento, que fue introducido por primera vez por Hayflick y Moorhead en 1961. Encontraron que los fibroblastos humanos normales cultivados in vitro tenían un potencial replicativo limitado y dejaban de crecer -habían perdido la capacidad de dividirse-, y eso a pesar de tener un amplio espacio y nutrientes en el medio de cultivo.

En base a ello, se han propuesto dos modelos generales para explicar cómo la senescencia celular puede contribuir al envejecimiento. En primer lugar, las células senescentes en los tejidos pueden acumularse hasta el punto en que la fuerza y la capacidad funcional de los tejidos se vean comprometidas. Un segundo modelo propone que la senescencia en las células madre limita su potencial regenerativo que eventualmente conduce a una pérdida progresiva de la fuerza tisular y de la capacidad funcional. Como luego veremos, la senescencia celular puede ser desencadenada por una serie de mecanismos, como el acortamiento de los telómeros y el daño al ADN.

Debido a que las células son los bloques fundamentales de nuestro cuerpo, es lógico asumir que los cambios celulares contribuyen al proceso de envejecimiento.

El límite de Hayflick

En 1961, y en contradicción con lo que se pensaba entonces, Leonard Hayflick y Paul Moorhead descubrieron que las células humanas derivadas de tejidos embrionarios sólo se podían dividir un número finito de veces. Observaron que, en los cultivos realizados en laboratorio, las células dejaron de dividirse después de un promedio de 50 duplicaciones acumulativas, pero podrían aumentarse o disminuirse bajo ciertas condiciones. Este fenómeno de detención del crecimiento después de un período de proliferación celular aparentemente normal, se conoce como límite Hayflick, o senescencia replicativa (RS).

Ambos trabajaron con fibroblastos, un tipo celular encontrado en el tejido conjuntivo ampliamente utilizado en la investigación, aunque la RS se ha encontrado en otros tipos de células: queratinocitos, células endoteliales, linfocitos, células adrenocorticales, células musculares lisas vasculares, condrocitos, etc. También se observa en células derivadas de tejidos embrionarios, en células de adultos de todas las edades y en células tomadas de muchos animales: ratones, pollos, tortugas de Galápagos, etc. Las investigaciones fueron revisadas por Hayflick en 1994.

Los primeros resultados sugirieron que las células CPD (cáncer de origen primario desconocido) podrían durar más bajo ciertas condiciones y la longevidad de una especie podría derivar de células muy concretas. Por ejemplo, las células de las tortugas de los Galápagos que pueden vivir más de un siglo y sus células dividirse unas 110 veces, tenían características diferentes a las del ratón que se dividen aproximadamente 15 veces, bastante menos que en los humanos. Además, las células tomadas de pacientes con el síndrome de Werner (WS) -envejecimiento acelerado por trisomía del cromosoma 8- tienen mucho menos CPD que las células normales. Existen excepciones y ciertas líneas celulares pueden dividirse indefinidamente sin llegar a RS.

Se dice que son inmortales e incluyen las células germinales embrionarias y la mayoría de las líneas celulares derivadas de tumores, tales como células HeLa, las células cancerígenas humanas inmortales. Algunos tipos de células de rata se han reivindicado también como capaces de evadir la RS, y más recientemente se ha encontrado que algunas células de ratón son inmortales bajo ciertas condiciones de cultivo.

Biomarcadores de la Senescencia Celular

El descubrimiento de la RS suscitó un interés considerable y el fenotipo de la senescencia celular en los fibroblastos humanos se ha caracterizado por una serie de características, denominados biomarcadores de Adda di Fagagna. El biomarcador más obvio es la detención del crecimiento, es decir, las células dejan de dividirse, lo que puede detectarse mediante diferentes métodos. Incluso los cultivos que se dividen vigorosamente son heterogéneos y contienen un porcentaje de células detenidas por el crecimiento. Este porcentaje aumenta progresivamente hasta que todas las células de la población están en reposo, es decir, han dejado de dividirse. La detención del crecimiento en RS parece irreversible, en el sentido de que los factores de crecimiento no pueden estimular la división de todas las células, aunque las células senescentes pueden permanecer metabólicamente activas durante largos períodos de tiempo.

Otro biomarcador importante es la morfología celular. Aunque las células maduran in vitro, sufren cambios morfológicos progresivos. De hecho, un cultivo confluente senescente tiene una densidad celular más pequeña que un cultivo joven confluente, aunque esto también se produce porque las células senescentes son más sensibles a la inhibición del contacto célula-célula.

Los lisosomas, orgánulos que descomponen la basura celular, aumentan en número y tamaño en células senescentes.

Los niveles de expresión de varios genes cambian durante el envejecimiento celular in vitro. Un tipo importante de gen sobreexpresado en células senescentes son reguladores inflamatorios como la interleucina 6 (IL6). Algunos estudios apoyan un papel de las proteínas proinflamatorias segregadas por las células senescentes en la conducción de la senescencia, lo que puede dar lugar a bucles de retroalimentación positiva y a la inducción de senescencia en células normales cerca de células senescentes.

Epigenética y daño en el ADN

Los estudios mostraron que la senescencia celular está comúnmente desencadenada por varias formas de daño del ADN. Los ratones mutantes que son deficientes en la reparación del ADN muestran senescencia prematura y fenotipos progeroides, lo que sugiere la participación de la senectud inducida por el daño del ADN en el envejecimiento. Las fuentes de daño del ADN incluyen fuentes externas, tales como humo de tabaco, radiación ionizante, contaminación electromagnética y fármacos genotóxicos, así como fuentes intrínsecas de células, tales como errores de replicación, roturas programadas de doble hebra y agentes dañinos del ADN. Las especies de oxígeno reactivo (ROS), como el anión superóxido, el radical hidroxilo, el peróxido de hidrógeno y el óxido nítrico, son subproductos normales del metabolismo que se produjeron en las mitocondrias, y se cree que son una fuente importante de daño en el ADN.

El ROS puede dañar el ADN de la mitocondria (ADNmt) y las proteínas, y el mutante mtDNA a su vez son más propensos a producir subproductos ROS. Por lo tanto, se establece un bucle de retroalimentación positiva de ROS. Con la edad, el número de mutantes mtDNA aumenta y las funciones mitocondriales disminuyen, lo que conduce a un aumento en la producción de ROS.

La mayor generación de ROS puede causar peroxidación de lípidos, daño de proteínas, y varios tipos de lesiones de ADN en las células. Por lo tanto, se consideran factores importantes en los mecanismos de enfermedades como la diabetes, el cáncer, la aterosclerosis, ataques cardíacos, la enfermedad de Alzheimer, así como en el envejecimiento. La evidencia ha demostrado que las especies que viven más tiempo generalmente muestran mayor resistencia al estrés oxidativo celular y menores niveles de producción de ROS mitocondrial, en comparación con las especies que viven menos.

Acortamiento telomérico

Los telómeros pierden un poco de su longitud durante cada división celular. Dado que las ADN polimerasas replicativas no son capaces de replicar los telómeros, y la telomerasa (que podría replicar los telómeros) no siempre se expresa en células somáticas mamíferas normales, los telómeros se vuelven demasiado cortos para replicarse después de un número fijo de divisiones celulares.

Los telómeros son particularmente susceptibles a la acumulación de daño del ADN con la edad, y este daño en los telómeros no siempre es reparado a causa del shelterin o telosoma, un complejo proteico que regula la actividad de la telomerasa e impide el acceso de las proteínas de reparación del ADN a los telómeros. Por lo tanto, el daño del ADN en los telómeros es persistente, aunque reversible, induciendo la senescencia celular.

Restricción de calorías

Algunos estudios han demostrado que la restricción de calorías (es decir, una reducción del 20-40% de la ingesta calórica) extiende la esperanza de vida en varias especies que van desde levadura a roedores. Una posible explicación es que la restricción calórica redujo la producción de especies reactivas de oxígeno por las mitocondrias. Además, la restricción de calorías induce la autofagia que elimina las proteínas dañinas y orgánulos, reduciendo así el daño acumulativo a la célula. Sin embargo, este fenómeno aún no es concluyente en el ser humano, pero las investigaciones parecen confirmar la eficacia de la dieta hipocalórica, especialmente en las horas que preceden al sueño.

Envejecimiento evolutivo

El envejecimiento de las células parece el inevitable desgaste de todo lo que nos rodea. Los coches se oxidan, los neumáticos se desgastan, los coches se dirigen al depósito de chatarra. Con el tiempo, las cosas inevitablemente se dirigen hacia el desorden. Es, después de todo ¿una ley de la física? ¿La segunda ley de la termodinámica? ("si bien todo el trabajo mecánico puede transformarse en calor, no todo el calor puede transformarse en trabajo mecánico") Por lo tanto, algunos científicos concluyeron que la mera concepción de detener o revertir el envejecimiento de las células era por lo tanto absurda. Pobres científicos que, encerrados en su laboratorio, olvidan la complejidad del ser humano: cuerpo, mente y espíritu. De hecho, la evolución del ser humano ha sido sorpresiva y cada nueva adaptación, le hace más fuerte y más longevo.

Durante siglos, la vida ha evolucionado lentamente en más y más complejidad. Si la especie misma se perpetúa mediante el linaje inmortal de células germinales, ¿por qué entonces no podemos vivir muchos más años? De forma notable, las células piensan, se adaptan y buscan esencialmente sobrevivir y perpetuarse. Las células que nos hicieron podrían ser rastreadas y permitir conectarnos con nuestros antepasados de hace miles de años, incluso con aquellos que vivieron hace muchos millones de años en forma más elemental, en forma de bacterias. Aún así, la colección de células que componen el cuerpo, están destinadas a vivir unas pocas décadas. ¿O no? Nuestras células se adaptan bien, pero aún no han encontrado el modo de permanecer mucho más tiempo.

Células inmortales

Por lo tanto, a primera pista, en el camino para entender el envejecimiento celular es que algunas células parecen escapar del envejecimiento en el proceso de perpetuar la especie. Y esto probablemente no depende del proceso de reproducción sexual (producción de óvulos y espermatozoides), ya que algunos animales avanzados pueden perpetuarse sin sexo en un proceso conocido como partenogénesis (nacimiento virginal) con sólo células huevo de hembras involucradas.

La segunda pista es que algunas células somáticas mortales parecen encontrar su camino a la inmortalidad in vitro, cuando solamente respiran, comen y descansan. En un trabajo sobre el envejecimiento celular, George Gey de la Universidad Johns Hopkins, informó que las células de un paciente con cáncer cervical proliferaron abundantemente en el laboratorio. Con los años, se hizo evidente que estas y muchas otras células cancerosas no necesariamente envejecían como las células normales estudiadas por Hayflick. Estas primeras células de cáncer cultivadas aisladas por Gey fueron designadas "HeLa" basadas en Henrietta Lacks.

Además de la inmortalidad de las células derivadas del cáncer, se hizo evidente que las células normales podrían transformarse en células cancerosas en el laboratorio utilizando ciertos virus tumorales como el virus del papiloma y un virus relacionado llamado SV40. En 1965, el grupo de Hilary Koprowski mostró que el virus SV40 podría extender en un primer momento la vida celular de las células humanas normales en el laboratorio y luego, más raramente, inmortalizarlas. Qué paradoja. La misma célula que mata al ser humano, puede hacerle inmortal. Una de las cosas más extrañas fue que el virus de alguna manera podía prolongar la vida útil de las células, pero seguían sufriendo un tipo de envejecimiento llamado "crisis". Y en las células que habían entrado en crisis casi siempre había presencia de cromosomas fusionados en los extremos (los telómeros). Así pues, las fusiones teloméricas acompañaban a este evento de crisis. El camino correcto aparecía señalado.

Otra pista fue que alrededor de una de cada 10 millones de células en la fase de crisis en presencia del virus SV40, podría encontrar su camino hacia la inmortalidad. Parece poco, pero la excepción siempre es la pista para el gran descubrimiento. Las matemáticas pueden equivocarnos y debemos buscar en las conclusiones del indeterminismo cuántico.

Por lo tanto, hay pistas de que los mecanismos de envejecimiento celular y la inmortalización no pueden ser tan complejos como uno podría pensar. Pero, ¿cuáles son esos mecanismos?

Algunas de las primeras investigaciones sobre el envejecimiento celular sugieren que debe haber algún tipo de mecanismo molecular. Cuando las células de Len fueron descongeladas, incluso después de muchos años, comenzaron de nuevo a proliferar en el plato, y a pesar del paso del tiempo cronológico, no habían envejecido, sino que siguieron justo donde las dejaron y proliferaron con el mismo número de duplicaciones como si nunca hubieran sido congeladas. El tiempo, tan importante para nosotros, no era un determinante en el envejecimiento.

Para descartar el tiempo cronológico no congelado como una causa, Robert Dell'Orco en la Fundación Noble en Oklahoma, mostró que las células mantenidas sin congelar, durante largos períodos de tiempo, todavía proliferaron el mismo número de duplicaciones que las que no habían sido especialmente tratadas. Así, Dell'Orco concluyó que las células humanas envejecidas no estaban midiendo el tiempo metabólico, sino que estaban "contando" las divisiones celulares. Puesto que, creemos, no tienen cerebro ni ningún mecanismo conocido de memoria que pudiera contar y recordar cuántas veces se habían dividido, seguían lo que su naturaleza les dictaba.

Un par de años más tarde, Woody Wright realizó una difícil prueba para ver dónde estaba el supuesto reloj dentro de la célula y lo hizo intercambiando los núcleos de células jóvenes y viejas. Por supuesto, está dentro del núcleo central de la célula, el modelo maestro de la vida llamado ADN residente. Los experimentos demostraron que el núcleo de una célula vieja derivaba hacia una célula joven, y viceversa. Así que estos experimentos indicaron que el reloj del envejecimiento celular contaba solamente divisiones celulares y localizadas en el núcleo.

La molécula de ADN tiene regiones, los genes, que son las instrucciones para realizar funciones como las proteínas que funcionan dentro de la célula. Pero hay otras regiones en el ADN que tienen, por ejemplo, largos tramos de ADN con secuencias que se repiten y que no son técnicamente genes. Es posible que puedan haber cambios progresivos en estas regiones no codificantes del ADN que, puesto que no codificaban proteínas, funcionan en su lugar como un reloj.

Las moléculas que se unen a la hebra de ADN para "fotocopiar" cada vez que se repite una célula no pueden copiar los extremos, específicamente los telómeros. El resultado sería que la célula estaría bien durante algún período de tiempo, pero el acortamiento progresivo de los extremos del cromosoma con el tiempo eventualmente haría que la célula tuviera un daño severo que conduciría al envejecimiento celular. Pero entonces, ¿cómo explicamos la inmortalidad de la línea germinal y las células cancerosas? En el caso de la línea germinal inmortal, Olovnikov propuso que existía un tipo especial de maquinaria de copia de ADN que aún no se había descubierto, que podía reproducir los mismos fines. En estas células, el ADN podría reproducirse fielmente cada vez que una célula se divide, permitiendo que las células vivan potencialmente para siempre.

Renovación celular

Células óseas: cada 10 años

Corazón: lentamente, un 1% al año

Glóbulos rojos: cada 120 días

Médula ósea: continuamente

Estómago: cada dos semanas

Piel: cada mes

Cerebro: nunca

Intestino: cada cinco días

Hígado: cada 100 días

Las células que se renuevan con mayor facilidad son: pelo, uñas piel, mucosa bucal, aparato digestivo, sangre, músculos, huesos, hígado.

Pérdida de los telómeros en el envejecimiento celular

A partir de un caos (incluidos los pares de cromosomas sin telómeros que se fusionan para tratar de curar los rotos), el gen de la telomerasa rara vez se activa, dando como resultado una estabilización de los telómeros en una longitud relativamente corta.

Las células comienzan su vida con una longitud de TRF (fragmentos de restricción terminal) de aproximadamente 15 mil pares de bases (kbp) de ADN y se acortan a una longitud promedio de aproximadamente 5 kpb en el límite de Hayflick. Los virus como SV40 pueden prolongar la vida útil de la célula hasta una longitud aún más corta y luego detener a las células en crisis. El telómero cambia según la edad.

Es evidente que la pérdida de ADN telomérico puede ofrecer un mecanismo para comprender por qué las células finalmente dejar de dividirse. Es como si la hebra del ADN roto pusiera un freno en la capacidad de la célula para proliferar. Estos frenos, a su vez, probablemente sean superados por los virus tumorales.

Aunque algunos críticos dudaban de la conexión causal del acortamiento de los telómeros y la telomerasa en el envejecimiento celular y la inmortalización, la pura evidencia con imágenes reforzó la tesis.

Durante la mitosis, los dos centrómeros son separados por el huso, y como resultado de la tensión mecánica, se genera una nueva fragmentación, y los dos cromosomas resultantes no tienen telómeros funcionales llevando así a un nuevo ciclo de fusión.

Una variedad de cromosomas aberrantes son producidos por este mecanismo. Sin embargo, mientras la telomerasa no sea activada, el nuevo cromosoma formado seguirá sin telómero funcional, y las células sujetas a estos ciclos eventualmente mueren. Sin embargo, si las células tienen un telómero reducido y telomerasa activa, ello puede activamente producir cromosomas aberrantes y estables. Bajo estas condiciones, la oportunidad para formar un cromosoma modificado se incrementará significativamente.

Telomerasa y cáncer

Los estudios usando modelos de cultivo celular indicaron que las células para hacerse inmortales necesitan vencer dos estadios críticos, los estadios de Mortalidad 1 (M1) y 2 (M2). Estas observaciones de células inmortalizadas in vitro llevaron a proponer que las células cancerosas activan la telomerasa para crecer inmortalmente.

¿Las células cancerosas son inmortales, pues, debido a una activación de la telomerasa? En 1989, Gregg Morin de la Universidad de California en Davis tuvo éxito en la medición de los telómeros por la actividad de la telomerasa, llegando a la conclusión de que eran inmortales por un proceso denominado HeLa, el estudio con células de laboratorio. Mientras que la telomerasa no conseguía este efecto en células mortales normales, la respuesta definitiva sobre la posible asociación de cáncer y telomerasa esperaba un medio nuevo y sensible para detectar la actividad de la molécula. Había algo desconcertante, hasta que una nueva y más sensible técnica denominada "TRAP" permitió por primera vez llegar a una conclusión.

Un estudio a gran escala de muchos tipos de cáncer demostró que las líneas celulares de cáncer inmortal eran positivas por la actividad de la telomerasa, mientras que ninguna de las 22 células normales mostraba presencia de telomerasa. Curiosamente, los telómeros de las células tumorales también mostraron actividad, mientras que los tejidos normales no mostraban cambios. Esto no sólo apoyó la asociación de la telomerasa con la inmortalidad, siempre hablando de células tumorales, también sugirió que la telomerasa podría ser un objetivo para el diagnóstico y terapia. No obstante, seguía existiendo el enigma de cómo se activaba o desactivaba la telomerasa.

La pregunta restante era, ¿podríamos realmente encontrar los genes para los componentes de la telomerasa y finalmente probar la hipótesis del telómero en el envejecimiento celular y la inmortalización? Si las células cancerígenas podían ser inmortales ¿por qué no podían ser las normales? La Dra. Carol Greider, demostró que las repeticiones teloméricas en un organismo acuático llamado Tetrahymena eran hechas por una enzima que proporcionaba la información para hacer el orden correcto del ADN. Por este trabajo pionero en la telomerasa, Elizabeth Blackburn, y Jack Szostack ganaron un premio Nobel. Ese animal unicelular, el Tetrahymena, naturalmente inmortal, reflejaba los antiguos orígenes inmortales de la vida tal como lo describió August Weismann. Pero, ¿era esta enzima en realidad la clave para el envejecimiento y la inmortalización? Le recordamos que la telomerasa es una combinación de proteína y ARN. El ARN se une al telómero y codifica la síntesis correcta de 'TTAGGG' en el extremo telomérico extendiendo así su longitud.

En 1995 se especificó que al eliminar el ARN, las células HeLa de laboratorio podrían ser forzadas a regresar de su estado inmortal a otro mortal y dejar de dividirse después de 23-26 duplicaciones.

El gen de la telomerasa simplemente tendría que ser transferido a células mortales. A continuación, crecer las células normales a la vejez con y sin el gen añadido. Por supuesto, el ADN que contenía el gen tenía que ser manipulado para que el gen no pudiera ser apagado cuando estaba en la célula. Si la adición del gen extendía la vida de la célula o incluso creaba las células humanas inmortalizadas, el experimento sería un éxito.

Al finalizar, las células con el gen de la telomerasa añadido vivían más y más. De hecho, no mostraron ninguna evidencia de envejecimiento. Un gen fue suficiente para detener el envejecimiento de las células humanas. Por alguna razón, ese gen (el componente catalítico de la telomerasa) se desactivó en las células somáticas, lo que condujo al acortamiento telómero cuando las células se dividían, mientras que permanecían íntegros en las células de la línea germinal. La siguiente pregunta era si podríamos usar el gen para probar el papel del envejecimiento celular en el envejecimiento humano.

La evolución del envejecimiento

Ha habido mucha especulación sobre por qué evolucionamos como una especie mortal. Una respuesta simple, pero difícil de asumir y posiblemente equivocada, es que el ser humano debe morir, lo mismo que vivir. El problema es que ahora las personas viven mucho más tiempo que antes, y vemos un aumento de las enfermedades degenerativas relacionadas con la edad, vinculadas al envejecimiento de las células en los tejidos en todo el cuerpo.

Entonces, ¿es posible revertir los marcadores biológicos del envejecimiento activando la telomerasa? ¿Es así de simple? ¿Podremos, entonces, invertir o prevenir la enfermedad degenerativa relacionada con la edad? Mi mejor juicio, es que los individuos mayores en riesgo de enfermedad grave podían probar los extractos de hierbas, por ejemplo, la raíz del astrágalo, pero parece que nuestros científicos no muestran mucho interés, quizá porque las plantas medicinales no son patentables.

En el caso de enfermedades relacionadas con la edad que amenazan la vida, ¿existe un método más potente para restablecer la vida de la célula en el cuerpo con fines terapéuticos? Un método para lograr esto podría ser el de terapia génica. Como se hizo en las primeras pruebas de laboratorio de la telomerasa, podríamos colocar el gen en un virus y usarlo para extender el gen a través del cuerpo, agregando el gen a las células y potencialmente reajustando el reloj de los telómeros.

Senescencia prematura inducida por estrés

Una serie de factores pueden acelerar y / o desencadenar la senescencia celular, una de las cuales es el estrés oxidativo. Normalmente, las condiciones de cultivo celular incluyen oxígeno al 20% y éstas fueron las condiciones inicialmente utilizadas por Hayflick y Moorhead y la mayoría de los estudios posteriores. La forma en que el estrés tóxico (no olvidemos que hay un estrés saludable) puede acelerar la aparición del fenotipo senescente en las células, se ha considerado como otra forma de senescencia celular llamada senescencia prematura inducida por el estrés.

No es sorprendente que, dependiendo de la dosis de estrés soportado, una población celular reaccione de diferentes maneras. Por ejemplo, una dosis alta citotóxica causará tal cantidad de daño que las actividades bioquímicas celulares disminuirán y ello les conducirá a la muerte celular por necrosis. El nivel de daño sufrido por las células determina si la muerte celular programada -apoptosis- puede desplegarse o, si el daño es menor, la senescencia. Dado que una población celular no es homogénea, la dosificación del factor de estrés desplazará el porcentaje de células que ejecutan cada uno de los programas posibles dependiendo de la cantidad de estrés, o sea: estrés adaptativo, estrés oxidativo, estrés celular, senescencia, apoptosis y necrosis.

Además de O2, otras fuentes de daño oxidativo, tales como H_2O_2 y factores de estrés -por ejemplo etanol y radiaciones ionizantes- pueden inducir SIPS (puntos indicativos de estrés) en muchos tipos de células proliferativas, tales como los fibroblastos de pulmón y de piel, células endoteliales, melanocitos y células epiteliales de pigmento retiniano. La lista de factores de estrés que pueden causar SIPS está en constante crecimiento y en lugar de un estrés crónico, el SIPS se puede inducir basándose en una o varias exposiciones cortas a los factores de estrés. Los oncogenes también pueden inducir senescencia, pues debido a que los organismos y las células están constantemente expuestos a factores de estrés, las células senescentes in vivo pueden derivar no sólo de las divisiones celulares, sino de las células expuestas al estrés.

Con todo ello, la conexión entre el envejecimiento de los organismos y la senescencia celular sigue siendo un tema de controversia, a pesar de décadas de estudio.

Salvo en el post-parto, no existe relación entre el número de CPD (células productoras de cáncer) que las células pueden soportar y la edad del donante. Un estudio realizado en centenarios no encontró diferencias en lo que las CPDs tomadas de centenarios podían soportar en comparación con las células de donantes jóvenes. Como sabemos, las células al nacer de pacientes con ciertos síndromes progeroides tienen menos divisiones que las células de los controles sanos. Esto, sin embargo, podría ser el resultado de un aumento de la muerte celular o la salida del ciclo celular por razones no relacionadas con RS. De hecho, las células senescentes de pacientes con síndrome de Werner tienen diferentes patrones de expresión génica y biomarcadores de senescencia. También hay que señalar que las personas, incluso los muy ancianos, nunca se quedan sin células proliferantes.

Además, debido a la correlación positiva entre el tamaño del cuerpo y la longevidad, quizá las células tomadas de animales de larga vida soportan más CPDs debido a las diferencias de tamaño, no debido a diferencias en longevidad. Las células senescentes y los biomarcadores asociados a la senescencia pueden encontrarse en diversos tejidos humanos in vivo asociados, tanto con el envejecimiento como con la patología.

Curiosamente, los tejidos con tendencia al estrés parecen ser los más afectados. Por ejemplo, los fibroblastos cultivados en las extremidades inferiores distales de pacientes con reflujo venoso, que preceden al desarrollo de úlceras venosas, muestran características de células senescentes.

Resultados similares también relacionan la senescencia celular con la aterosclerosis. En el hígado de ratón, un estudio estimó que más del 20% de los hepatocitos eran potencialmente senescentes. También se han encontrado células senescentes en otros tejidos de ratón, aunque posiblemente a través de mecanismos independientes de los telómeros.

Debido a que las células senescentes pueden secretar citoquinas proinflamatorias y otros factores que alteran el microambiente tisular, pueden contribuir a la alteración de la función celular y de los tejidos. Incluso un pequeño porcentaje de células senescentes, de hecho, puede interferir con la homeostasis de los tejidos y la función. De hecho, existen pruebas de que las células senescentes contribuyen a patologías relacionadas con la edad, como la osteoartritis y al envejecimiento de la piel. Las células senescentes también podrían contribuir a aumentar los niveles inflamatorios, creando un circuito de retroalimentación positiva.

Un estudio informó que la depuración de las células senescentes retrasa los trastornos asociados al envejecimiento y hemos encontrado que hay células senescentes in vivo sin acortamiento de los telómeros. Una hipótesis es que las células senescentes in vivo no están causadas por el acortamiento de los telómeros, sino por varios factores de estrés.

Algunos datos indican que los factores de estrés crónicos pueden acelerar el riesgo de una serie de enfermedades relacionadas con la edad, al envejecer prematuramente la respuesta inmune.

También parece existir una relación entre la resistencia al estrés y el envejecimiento, y la longevidad extendida como una mayor resistencia al estrés. Las células de individuos mayores que son más susceptibles al estrés, exhiben mayores niveles de biomarcadores de la senectud en general.

No hay duda de que hay cambios que ocurren con la edad a nivel celular. Algunas intervenciones genéticas que regulan el envejecimiento parecen influir en la homeostasis de los tejidos al afectar la senescencia, la proliferación celular y la muerte celular.

La evolución no favorece la larga vida, aunque sí la fortaleza y optimiza los mecanismos de desarrollo para la reproducción. Una vez que un organismo ha pasado sus genes a la siguiente generación, tal vez la evolución se detiene y los mismos genes responsables del crecimiento y maduración de ese organismo terminarán inadvertidamente matándolo.

Por lo tanto, tal vez algunas hormonas como la GH y los genes implicados en la señalización similar a la insulina, regulan el crecimiento y el desarrollo temprano en la vida, y más tarde contribuyen al envejecimiento. Los mecanismos neuroendocrinos que controlan el desarrollo pueden extenderse después de la maduración y dar lugar a una cascada reguladora que resulta en cambios relacionados con la edad. La excesiva nutrición puede acelerar la maduración (niños más fuertes), pero disminuir la esperanza de vida. Por lo tanto, tal vez deberíamos ver el envejecimiento como una consecuencia del desarrollo vinculada al impacto del sistema endocrino sobre el envejecimiento.

En algunos tejidos, como el sistema inmune, la capacidad proliferativa disminuida puede desempeñar un papel en la degeneración relacionada con la edad. Los sucesivos trasplantes de bazo y médula ósea dieron resultados poco concluyentes, pero parece que una ligera disminución en la capacidad proliferativa se produce in vivo a pesar de que las células tuvieron que dividirse mucho más de 50 veces.

La renovación de cardiomiocitos en humanos disminuye con la edad. Por lo tanto, existen mecanismos de envejecimiento intrínsecos a las células. Estos pueden estar relacionados con el fenotipo senescente, pero sin duda a otros procesos también. Se informó inicialmente que las células de donantes más viejos tienen una capacidad proliferativa más lenta.

Este efecto, conocido como el período latente, ocurre porque menos células están en el ciclo de replicación, no porque necesiten más tiempo para dividirse. En cambio, la alteración de la expresión génica, resultante de los defectos de control de calidad, permiten que los errores se acumulen a medida que las células se dividen, conduciendo a células con función disminuida.

CAPÍTULO 3

LONGEVIDAD HUMANA

LONGEVIDAD

Europa	Latinomérica	China	Norteamérica	Japón
1900-1950	**1900-1950**	**1900-1950**	**1900-1950**	**1900-1950**
40 años	38 años	35 años	42 años	45 años
1950-2000	**1950-2000**	**1950-2000**	**1950-2000**	**1950-2000**
75 años	68 años	60 años	80 años	85 años

Centenarios

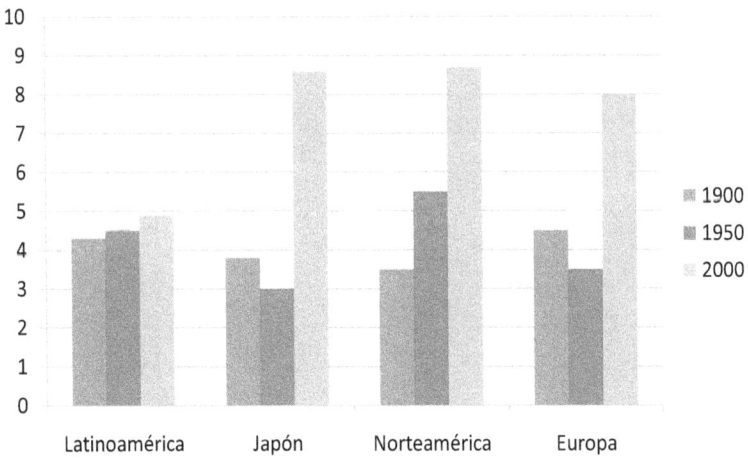

Hombres	Mujeres
Agricultores: Longevidad 72	Agricultores : Longevidad 75
Artistas: Longevidad 92	Artistas: Longevidad 89
Industriales: Longevidad 70	Industriales: Longevidad 72
Sin trabajo: Longevidad 67	Sin trabajo: Longevidad 85

Longevidad
factores positivos

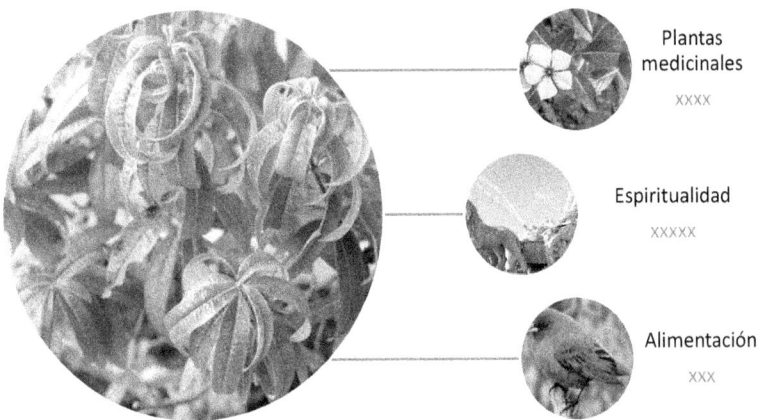

Plantas medicinales
xxxx

Espiritualidad
xxxxx

Alimentación
xxx

Influencia

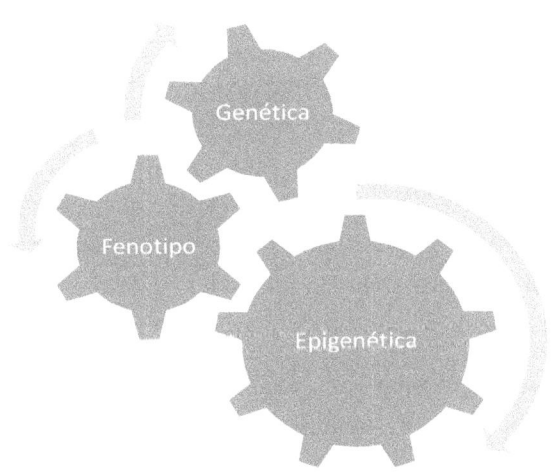

No parece que vivamos una época maravillosa, médicamente hablando, pues a pesar de que existen más hospitales que nunca (clara muestra de que la salud de la población es mala, muy mala), la mitad de la población de los Estados Unidos tiene problemas con las enfermedades crónicas y la esperanza de vida parece estar en declive, y para la mayoría, la idea de vivir hasta 100 años de edad podría parecer un sueño imposible, o un castigo. Imagínense si les hablamos de 120 años de vida, el ideal alcanzable según los últimos descubrimientos.

Ciudades más longevas

Las personas mayores aumentan en España y el 1 de enero de 2014, el Instituto nacional de estadística (INE) registró 88.821 personas mayores de 95, frente a las 83.452 de 2013. En julio de 2016 un total de 17.423 personas habían superado la barrera de los cien años de edad.

La esperanza de vida ha aumentado en los últimos años, a la vez que ha descendido la población entre 15 y 39 años y los niños menores de 5 años. Las personas centenarias son menos excepcionales y, en algunas ciudades, han alcanzado ya un número considerable. La población de personas mayores aumenta y esto obligará a reformar leyes laborales y de protección social, si queremos seguir en el estado del bienestar.

China presume de contar con el mayor número de personas mayores. De hecho, la Asociación Internacional de Medicina y Naturaleza (INMA) nombró a la ciudad de Nantong como "Capital de la longevidad" debido al número de personas centenarias que residen en ella, un total de 1.031. El problema es que la mayoría de los centenarios no reciben ayudas estatales y tienen problemas económicos. Quizá es que a algunos gobiernos no les agrada que existan personas mayores.

El archipiélago de Okinawa acumula también un buen número de personas centenarias y de un total de 1,3 millones de personas, 740 superan el siglo de vida. Este hecho se debería a un buen estado de salud y, al parecer, a su dieta basada en pescado, cereales integrales, soja y, en especial, verduras. Sin embargo y como veremos a lo largo de este libro, la alimentación, con ser importante, no es la clave de la longevidad.

Ciudad de Méjico, uno de los lugares más concurridos del continente americano, tiene registradas 1.103 personas que tienen entre 100 y 115 años de edad, en su mayoría mujeres (72%), aunque solamente 410 reciben la Pensión Alimentaria para Adultos Mayores que por derecho les corresponde.

También sabemos que hay 465.000 personas mayores de 80 años. La mayoría de estas personas padece osteoartrosis e hipertensión sistémica, pero hay pocos casos de cáncer, así como problemas respiratorios, cardiovasculares y situaciones de anemia y obesidad.

Un poco más al norte, en el estado de Florida, es donde hay mayor cantidad de personas longevas en EE.UU. El clima cálido y el bajo coste de vida hacen de esta localidad un lugar atractivo donde retirarse, junto con los impuestos bajos y los descuentos a los que se pueden acoger en tiendas de alimentación y otras, así como los numerosos eventos que se organizan en esta gran urbe para los mayores.

La idea es promocionar el envejecimiento activo a través de la participación social de los mayores, un aumento de su autonomía y la promoción de conductas saludables.

Finalmente, en 2015, por ejemplo, había 679 personas de 100 años de edad o mayores que vivían en Gales. Cerdeña, que cuenta con el mayor número de centenarios en todo el mundo, tiene seis centenarios por cada 3.000 personas.

Evolución de centenarios

En general, el secreto de la longevidad de estos pueblos se centra en torno a los factores sociales y emocionales, tales como expresar amor, cultivar fuertes lazos familiares y sociales y participar en su comunidad. La ciencia médica, una vez que ha asumido el deterioro del envejecimiento, puede entorpecer seriamente la longevidad de las personas.

Además, los centenarios citan abrumadoramente a la soledad y la dependencia, como las cuestiones más importantes que deben ser controladas. Paradójicamente, padecen menos enfermedades cardíacas, derrames cerebrales y presión arterial alta que el resto de la población. Está claro que si les cuidamos un poco morirán de puro viejos, o sea, a los 120 años o más.

A partir de los 100 años, el envejecimiento es más lento

El médico israelí Nir Barzilai, del Instituto de Investigación del Envejecimiento, en la Facultad de Medicina Albert Einstein, de Nueva York dijo:

"Las recomendaciones habituales para tener una vida saludable - no fumar, no beber, hacer mucho ejercicio, llevar una alimentación bien balanceada, mantener un bajo peso, sirven para las personas jóvenes, la población promedio, pero no para los mayores. Los centenarios pertenecen a una clase aparte".

Debemos tener esto en cuenta y enfocarnos más en el plano emocional, en la integración en la sociedad en lugar del asilamiento en residencias, en la potenciación de la parte espiritual, entendiendo como tal la integración con el Todo, con la

Fuente. Cuando les preguntamos, la mayoría de los centenarios no sienten su edad cronológica; en promedio, manifiestan sentirse 20 años más jóvenes. Solamente su documento de identidad les recuerda la edad cronológica.

También, son propensos a tener una actitud positiva, son pacientes y tolerantes, optimistas con las cosas sencillas, entusiasmo por la vida, y un buen sentido del humor. Como señaló alegremente un centenario en Cerdeña, el secreto para vivir hasta 100 años es "no morir antes de eso".

Para las personas jóvenes el envejecimiento es terrible, pero es que lo asocian a decrepitud, pérdida de la belleza corporal y dolores por enfermedades no resueltas. Pero lo esencial está en la mente y las emociones, el cuerpo es el vehículo en el cual viajamos, pero los conductores somos nosotros. Si deseamos tener una buena vida, depende de nosotros.

Las emociones

Así que llegamos a un punto clave en el envejecimiento o el cambio, como prefiero definir el paso del tiempo. La personalidad es lo importante, la visión del mundo, todo más importante que la genética, la alimentación o el ejercicio, tres factores demasiado valorados.

Hay una tendencia clara hacia la depresión y, aún más, a la insatisfacción de vivir, generando serios problemas psiquiátricos. La sociedad, convertida en eterna víctima, culpa de su incorrecto vivir a los demás, olvidando que la decisión de adoptar un estilo de vida saludable corresponde a uno mismo.

Las personas con emociones correctas envejecen (cambian) de manera diferente, más lentamente. Finalmente, mueren quizá por enfermedades similares, pero 30 años después, soltando lentamente su aliento vital.

La comida actual

De tanto denominarla como "comida basura", nos lo hemos creído y así no hay manera de asimilarla bien; hay un rechazo emocional que se traduce en un rechazo orgánico. Si creemos que no es correcta, nos hará daño.

Hay que señalar que nuestra alimentación ha sufrido enormes cambios, tan solo en aproximadamente los últimos 50 años, y para muchos ha sido para peor. Ese fatalismo no es correcto. Una persona que ahora celebre su cumpleaños número 100, creció con una alimentación muy diferente a la que come un niño que ha nacido en la actualidad, o inclusive hace dos décadas. Pero, aunque la calidad se considera más importante que la cantidad, debemos cambiar este orden: en occidente se come demasiado, especialmente a la hora de cenar. "De grandes cenas están las sepulturas llenas", dice el sabio refrán. A primeros del siglo XX la mayoría de las personas comían una abundante comida una vez al día y agradecían al destino –o a Dios- que pudieran comerla. El cuerpo y la mente unidos con el mismo fin: alimentarse.

Las directrices alimentarias públicas actuales no son correctas; siempre dicen los mismos tópicos llenos de errores. La población está siguiendo directrices equivocadas. "Hay que comer de todo", "carne dos o tres veces a la semana", "la fruta alejada de las comidas", "no beber agua durante las comidas" y "mejor cinco pequeñas comidas que tres"; así no hay manera de estar bien nutrido. Están haciendo un gran daño al guiar a toda la población por el camino equivocado, en cuanto a las opciones alimenticias adecuadas.

Incluso, estas directrices han tenido consecuencias internacionales, ya que las naciones que no tienen los recursos, ni la experiencia científica para interpretar los datos, simplemente modelan sus propias directrices basándose en la de los estados opulentos.

En 1965, la población en los Estados Unidos obtenía alrededor del 40 % de sus calorías de los carbohidratos, y otro 40 % de sus calorías procedía de las grasas. Nos queda un 20% para las proteínas, demasiado poco para unos macronutrientes en los cuales está el secreto de la longevidad. Sin proteínas suficientes, sin aminoácidos, los tejidos corporales, incluido el tejido nervioso y los propios cromosomas, no se restauran, se deterioran lentamente.

Las directrices de 1980, instaron a llevar un tipo de alimentación baja en grasas y alta en carbohidratos; y en 2010, los habitantes en los Estados Unidos habían disminuido su consumo de grasas hasta menos de un 35 %, y habían incrementado el consumo de carbohidratos de 55 a 65 %. Desde entonces, ésta equivocada recomendación de consumir una alimentación basada en carbohidratos y baja en grasas saturadas, ha sido devastadora. Creer que las grasas saturadas son un enemigo a evitar, es tan incorrecto como asegurar que necesitamos comer carne para cubrir nuestras demandas de vitamina B12. En concreto, las grasas saturadas elevan la cantidad del colesterol LDL de partículas de gran tamaño, nunca asociado a problemas de corazón y, de igual modo, elevan la cantidad del colesterol HDL. También, ayudan al metabolismo y depósito de las vitaminas liposolubles, A, D. E y K.

Y sobre la B12, insistiremos en dos errores habituales: a pesar de ser hidrosoluble mantiene un depósito estable en el hígado que no se elimina con facilidad. Y sobre su síntesis debemos recordar que se elabora gracias al concurso de la flora intestinal, del factor intrínseco del estómago y del oligoelemento cobalto. No es necesario, por tanto, comer carne.

Alimentos transgénicos

Este sí que es un punto controvertido, pues se culpa a los transgénicos de estar haciendo daño a la salud de la humanidad. Pero ahí los tenemos desde 1995, año en fue aprobado el primer cultivo resistente a los herbicidas y algunas plagas.

Para aclarar los conceptos, diremos que la transgénesis es la transmisión horizontal de la información genética, la administración deliberada de material genético para corregir un problema genético o para dotar a las células de una nueva función. Sería, en principio, un intento loable de mejorar algo.

Se puede hacer para modificar y mejorar a los descendientes, en este caso alimentos, mediante el cambio de un trozo de ADN, cambiando así solamente las células afectadas, nunca la totalidad. Po ejemplo, la técnica CRISPR/Cas9 (Repeticiones Palindrómicas Cortas Agrupadas y Regularmente interespaciadas) que consiste en insertar o cortar el ADN utilizando enzimas nucleasas que serán reparadas, o también insertando un nuevo ADN. Es decir, logran programar el sistema para que se dirija a una posición específica de un ADN cualquiera (no solo vírico) y lo cortan. Esta herramienta se puede utilizar para regular la expresión génica, etiquetar sitios específicos del genoma en células vivas, identificar y modificar funciones de genes y corregir genes defectuosos. El problema es que este ARN puede hibridar, juntarse con más de un sitio en el genoma, lo que llevaría a que la enzima Cas9 cortara en un sitio que no nos interese.

Mathus, un economista británico, elaboró la teoría de la población, publicada en su libro *Ensayo sobre el principio de la población* (1798), en el cual explicaba que la población tiende a crecer más rápidamente que la oferta de alimentos disponibles para sus necesidades.

Cuando se produce un aumento de la producción de alimentos superior al crecimiento de la población, se estimula la tasa de crecimiento; por otro lado, si la población aumenta demasiado en relación a la producción de alimentos, el crecimiento se frena debido a las hambrunas, las enfermedades y las guerras. Él vaticinó una inevitable hambruna a causa del crecimiento demográfico de la población, tal y como ahora se dice de la longevidad, pero se equivocó. El problema no es la cantidad de alimento disponible, sino la distribución de la riqueza.

Con posterioridad se estimó que para conseguir alimentos para los 9.600 millones de personas que previsiblemente habrá en 2050, se hace necesario:

-Emplear nuevas sustancias

-Abaratar los costes de producción

-Nuevas y mayor cantidad de materias primas

-Lograr mejores fenotipos vegetales que se adapten a las circunstancias externas

-Aumentar el rendimiento

-Mejorar la productividad

-Mejorar las características agronómicas.

Las plantas transgénicas se caracterizan por:

-Resistencia a los herbicidas, esto es, los productos fitosanitarios utilizados para eliminar plantas indeseadas o interfiriendo con el crecimiento de las malas hierbas.

-Resistencia a los insectos.

Algunos de los problemas detectados en la actualidad:

-Resistencia a los antibióticos

-Androesterilidad

-Una opinión pública sesgada y hostil

-La dificultad para introducir el gen transgénico solamente en el gen que queramos eliminar.

En cuanto a la transgenia animal sabemos que se utiliza para:

-Producir proteínas de la leche

-Trasplantar órganos de animales (el cerdo) a los humanos.

Alimentación longeva

En términos de alimentación, los centenarios de hoy en día han tenido una clara y evidente ventaja. Para exponerlo de forma más directa, no fueron criados con cultivos forzados o llenos de elementos químicos, ni padecen restricciones alimentarias.

Durante los primeros 50 o 60 años de su vida –en la cual también estamos incluidos- consumieron alimentos completos, aunque cuando se trata de crear una base para la salud, la procedencia cercana y la manipulación correcta (recolección, envasado, distribución), son también decisivas.

Tal vez por eso existen tan pocas divergencias -en términos de opciones alimenticias específicas- que se puedan encontrar entre los centenarios. Ahora la mayoría dicen que consumen un poco de todo (insisto en lo de "poco"), incluyendo dulces caseros y alimentos que usualmente evitamos, como las carnes y los huevos. Quizá el secreto esté en el entorno en el cual comen, no tanto en el tipo de alimento.

Lugares históricamente significativos

Cerdeña

En Cerdeña, que tiene el porcentaje más alto de centenarios en el mundo (21 centenarios en una población de 10.000 habitantes), hasta el día de hoy, no hay grandes tiendas de alimentos procesados, no hay comida para llevar o restaurantes de comida rápida, los hogares cultivan sus propias frutas y vegetales, y la comida siempre se prepara en el momento, desde cero. No hay apenas alimentos procedentes de lejanas tierras de ultramar.

Otra pista es que, este tipo de localidad les obliga a caminar todos los días, y gran parte del área tiene vías empinadas hacia arriba o hacia abajo, colinas y pendientes empedradas. Además, la cultura de Cerdeña favorece la socialización, que es otro factor importante, quizá el más importante, para tener longevidad. No practican el individualismo, sino la comunicación social.

Puerto rico

Un intento de modificar la dieta de los habitantes de Puerto Rico, introduciendo carne de buey procedente de Argentina, trajo como consecuencia una disminución inmediata de la fertilidad de sus gentes. Sin embargo, cuando se hizo lo contrario con los esquimales y se les disminuyó la ración tradicional de carne de foca y grasas saturadas, siendo sustituidas por legumbres y cereales, su índice de natalidad se triplicó.

Esto nos lleva a una conclusión muy interesante, pues indica que en la naturaleza predomina por encima de todo la supervivencia de las especies, factor que está ligado fuertemente a la salud de los individuos.

Cáucaso

Los habitantes del Cáucaso siempre han tenido fama de fornidos, buenos jinetes y eficaces amantes de las mujeres, y llegan a sobrepasar con frecuencia los cien años de edad. Cuando llegan a los noventa años aún tienen ganas de volver a casarse, trabajan cuatro horas diarias e incluso se atreven todavía a ir de cacería. Un factor importante es que no necesitan trabajar para sobrevivir, ya que el gobierno les asegura una pensión digna y esto hace que se dediquen solamente a realizar aquellas labores que más les gusta.

En estas regiones la obesidad no se conoce y su régimen calórico apenas pasa de las dos mil calorías, incluso en épocas de frío o gran actividad. Comen verduras y frutas todo el año, carne una sola vez por semana, no toman sopas o caldos y nunca les faltan tomates, pepinos, cebolletas y ajos. Utilizan con generosidad las hierbas, tanto para condimentar sus comidas como para curarse, y su ración diaria de frutas está compuesta básicamente de manzanas, caquis, granadas y uvas.

Siguiendo con la búsqueda de cuál es el alimento clave, sabemos que su ración de grasas la sacan de las nueces (70 por 100 de grasa), lo que les asegura una gran cantidad considerable de grasas poliinsaturadas y saturadas. El azúcar blanco no lo prueban, el cual sustituyen por la miel, mucho más nutritiva y saludable. No les gusta beber té ni café y, sin embargo, beben un vino elaborado por ellos mismos de muy bajo contenido alcohólico, aunque en los días fríos utilizan con frecuencia el vodka.

Hunza

Otro pueblo altamente saludable es el estado de Hunza, situado en el Himalaya, cuyos habitantes fueron inmortalizados en la novela *Horizontes Perdidos*, historia que posteriormente fue llevada al cine por Frank Capra.

Según el príncipe Mohammed Khan, hermano del emir, el secreto de su larga vida reside en la ingestión diaria de albaricoques secos, en los cuales se encuentra la preciada vitamina B15 o ácido pangámico, increíblemente prohibida en algunos países.

Situado a más de dos mil cuatrocientos metros de altitud, los habitantes de Hunza viven en casas de barro y piedra y tienen un régimen político poco democrático, aunque de leyes suaves.

La edad media de sus habitantes sobrepasa los noventa años y es frecuente encontrarse con ancianos de hasta ciento veinte años, aunque el Gobierno se empeña en alterar las partidas de nacimiento de estas gentes, con el fin de que el resto del mundo deje de interesarse por ellos.

Como antes decía, los albaricoques forman la base de su dieta e incluso llegan a tomar la almendra triturada.

La carne solamente la comen en los meses fríos del invierno, toman abundantes frutas y verduras, beben agua purísima de los glaciares y realizan largas caminatas diarias. El café y el té son sustituidos por zumo de albaricoque y los niños chupan la almendra del albaricoque en sustitución de caramelos.

Lo curioso de este alimento es que los expertos occidentales han prohibido desde siempre el consumo de la almendra del albaricoque, alegando que contiene una cantidad apreciable de *cianuro*, precisamente lo que le confiere su sabor amargo.

Pero lo que no han explicado es que la presencia en nuestro organismo de la *betaglucosidasa* inactiva la toxicidad de ese *cianuro* orgánico y que la parte carnosa de la fruta contiene una enzima llamada *rodonasa*, la cual compensa los excesos de cianuro de la almendra. No obstante, el consumo continuado de la nuez puede dar lugar a problemas de salud.

Vilcabamba

Siguiendo con nuestro recorrido mundial llegamos al valle de Vilcabamba, situado a quinientos kilómetros de Quito (Ecuador), en el cual las mujeres alcanzan con frecuencia los ciento veinte años de edad y siguen dando a luz incluso a los cincuenta años. Su ritmo de vida es similar a los otros dos pueblos y consiste en una alimentación de no más de dos mil calorías diarias, trabajo suave pero continuo, aire y agua limpios, así como una dieta preferentemente vegetariana. Es curioso que ninguno de los pueblos más saludables centre su alimentación en la carne.

En este pueblo viven unas dos mil personas y otras tres mil más en las laderas, aumentando sensiblemente en época turística. Su temperatura apenas varía de los 20°, salvo por las noches que enfría algo. Al igual que en los otros pueblos, sus casas están construidas con material sencillo, barro y piedras, y todos sus utensilios de cocina están elaborados con barro y ninguno contiene metales perniciosos.

Su consumo de hierbas es alto y no faltan la menta y las hojas de naranjo, con las que se hacen infusiones que sustituyen al café. La alimentación está compuesta esencialmente de queso, frutas y verduras, principalmente papaya, maíz, plátano, cebada, uva, tomate y avena. El azúcar lo toman natural, sin refinar, procedente de la caña de azúcar.

Este pueblo no conoce la obesidad ni la calvicie, y los hombres son capaces de realizar el amor hasta pasados los noventa años, algo que les llena de orgullo. Para muchos, el secreto de tan larga vida y fecundidad está en una raíz llamada yuca, similar a la patata, la cual la toman diariamente hervida.

Conclusión

Estos tres pueblos que hemos comentado tienen entre sí unos puntos en común altamente clarificadores:

1. Realizan ejercicio diario sin prisas; no compiten, solamente se mueven y trabajan

2. Apenas comen carne animal

3. Consumen frutas y verduras recién cogidas

4. Su ingesta calórica nunca es superior a las dos mil calorías

5. Apenas beben alcohol ni café, aunque elaboran sus propios aguardientes

6. Hacen uso abundante de las plantas medicinales

7. No toman azúcar refinado ni harinas blancas

8. Viven en lugares donde la polución no se conoce

9. No tienen que competir con otros pueblos.

¿Y el consumo de proteína animal?

Aquí ya se empieza científicamente a desmontar el mito de que necesitamos consumir proteínas animales. Además, analizada la carne animal vemos que el ganado, incluidos los cerdos y las ovejas, trasmiten un tipo de azúcar llamado Ncu5Gc, que el sistema inmunológico reconoce como extraño, cuando es consumida su carne. Hay datos significativos que sugieren que cuando el sistema inmunológico es expuesto a esta molécula, que proviene de la carne roja, estimula el desarrollo de un anticuerpo para el revestimiento de sus propios vasos sanguíneos.

Los defensores de la alimentación cárnica sostienen que la carne es imprescindible para el aporte de proteínas, ya que tiene mayor valor biológico, esto es, su riqueza en aminoácidos esenciales es superior a las verduras. Esta teoría, mantenida desde el siglo XIX a causa de la visión subjetiva de un investigador llamado Liebing, ha causado mucho daño y pienso que nadie se ha preocupado de desmentirla.

Es cierto que determinadas verduras contienen menor riqueza de aminoácidos esenciales que la carne, pero esto no es aplicable al resto de los productos naturales. Por poner un ejemplo de algunos alimentos cuya riqueza en aminoácidos esenciales es superior a la carne, tenemos: la soja, el germen de trigo, el polen, la jalea real, la levadura de cerveza, las semillas de sésamo, el mijo y un largo etcétera. Además, la combinación de verduras con cereales, tubérculos o legumbres, proporciona, finalmente, un valor biológico igual a la carne, sin olvidar la mayor utilidad neta de la proteína, esto es, la posibilidad que nuestro organismo la pueda metabolizar. En este sentido, las proteínas vegetales tienen, para los humanos, una muy superior utilidad neta.

Vida activa y apoyo social

Al no encontrar ninguna influencia alimenticia específica (aparte del hecho de que han consumido alimentos integrales durante la mayor parte de su vida), ¿qué otro factor actúa en la longevidad de estas personas?

En entrevistas y encuestas realizadas a las personas centenarias, predominaron los siguientes temas:

Mantener una actitud positiva y el sentido del humor.

Tener una fuerte red social de familiares y amigos.

Hacer ejercicio moderado, pero regular (por ejemplo, caminar, andar en bicicleta, hacer jardinería y nadar).	Tener una vida sana (no fumar, ni beber alcohol, etc.).
No tener dependencia física.	Tener fe/ espiritualidad, y un sentido de propósito en la vida.
Mantenerse mentalmente activo y siempre aprender algo nuevo.	Tener un estilo de vida positivo (continuado), integrado en la sociedad.

De hecho, ha sido científicamente verificada la importancia que tiene contar con un apoyo social afectivo, que es el factor al que la mayoría de los centenarios le dan importancia para su longevidad. No piden tanto ayudas físicas, como seguir sintiéndose integrados en la sociedad.

Un metaanálisis estadounidense de estudios publicados encontró que tener un fuerte apoyo social en el cual los ancianos se sintieran necesitados por la sociedad, estaba posicionado como el factor principal que determina la longevidad y supervivencia. Este factor, el de no exclusión social, supera la influencia del peso e incluso eclipsa la influencia del tabaquismo.

Alegría por el presente

La felicidad es otro factor. Las investigaciones confirman que las personas que son felices tienen mayor longevidad y tienen una vida 35 % más larga. Por lo tanto, no es sorpresivo que los centenarios sean un grupo feliz y optimista.

Al parecer, de alguna manera, tener pensamientos y actitudes positivas, tiene un potente efecto en el cuerpo que fortalece al sistema inmunológico, impulsa las emociones saludables, disminuye el dolor y proporciona alivio del estrés. Curiosamente, el deseo de ayudar proporciona más satisfacciones que la necesidad de ser ayudados.

De hecho, se ha demostrado científicamente que la felicidad podría tener un impacto en la expresión genética. Un equipo de investigadores de la UCLA demostró que las personas que tienen una profunda sensación de felicidad y bienestar, tenían niveles más bajos de expresión genética inflamatoria, así como una respuesta antiviral y de los anticuerpos más fuerte.

Asimismo, aunque parte de su longevidad podría depender del ADN con el que nació, una parte aún mayor depende de la epigenética, sobre la cual pueden ejercer un gran control.

Su alimentación, actividad física, exposiciones ambientales, pensamientos y emociones, ejercen una influencia epigenética en cada momento del día, desempeñando un rol fundamental en el envejecimiento y las enfermedades.

Dinero y longevidad

Hay una creencia de que el dinero, aunque no necesariamente lleva a la felicidad, puede conducir a una gran longevidad. A fin de cuentas, la vida es más confortable con una buena casa, comida, buenos médicos y diversiones. Si tiene una gran solvencia económica, podría comprar todas las cosas que le proporcionarán salud –dicen-. Repasemos la longevidad de los ricos y veremos que no es así.

Por el contrario, vivir una vida "dura"; es decir, una vida donde se realicen actividades físicas, en ocasiones un trabajo arduo, de preferencia al aire libre, es algo que tienen en común la mayoría de los centenarios.

Cultivar y/o consumir alimentos frescos, socializar con la familia y amigos, apreciar la vida en general y desarrollar un sentido de propósito -una razón para levantarse cada mañana-, son otros puntos en común que comparten los centenarios, sin importar donde vivan. Si a esto añadimos una conciencia limpia y un deseo de hacer el bien, ya estamos en el camino de la longevidad.

Estar sentados

De acuerdo con una investigación reciente, si las personas redujeran la cantidad de tiempo que pasan sentados, podrían incrementar los años de su esperanza de vida.

Desafortunadamente, la mayoría de las personas pasan gran parte del día en una posición sentada. Es difícil de evitar en estos días, ya que trabajar frente a un ordenador es lo que predomina, lo mismo que ver la televisión, socializar y comer estando sentados. Además, la mayoría pasa muchas horas a la semana desplazándose hacia y desde el trabajo, algo en principio poco gratificante.

El estudio estima que reducir el tiempo promedio que pasamos sentados a menos de tres horas al día, podría aumentar dos años en nuestra esperanza de vida. No son muchos, la verdad, pero al menos sabemos que reducir el tiempo que pasamos viendo la televisión ayuda a estar sano. Y es que el ser humano es bípedo, y estamos diseñados para andar erectos y descansar tumbados. Somos una de las pocas especies que se sienta con mucha frecuencia, demasiada. La silla, además, no es el mejor invento del hombre, anatómicamente hablando.

En un estudio realizado en el Centro de Investigación Biomédica Pennington en Baton Rouge, Los Ángeles, se determinó que las conductas sedentarias son un importante factor de riesgo similar al tabaquismo y la obesidad.

Otros estudios han encontrado que nuestra cultura de permanecer sentados, puede ser responsable de cerca de 173.000 casos de cáncer cada año.

Debido a que los adultos occidentales en promedio pasan sentados entre 4,5 y cinco horas al día, se necesitaría un cambio significativo en el comportamiento de toda la población para tener un efecto en la esperanza de vida. Esto podría lograrse a través de cambios en el lugar de trabajo, como el uso de escritorios de pie y viendo menos televisión... No obstante, debemos considerar el tiempo que pasamos sentados comiendo, una posición que, además, no facilita el recorrido de los alimentos a través del tránsito intestinal. Recuerden los grabados que representan comiendo a las personas de la antigua Roma y Grecia, y sabrán cuál es la postura correcta.

Para poner esto en perspectiva, los autores lo compararon con fumar, pues cada cigarrillo reduce casi 11 minutos de la esperanza de vida. Si este cigarrillo se fuma después de comer, sentados o viendo la televisión, la cifra es ciertamente preocupante.

En general, los investigadores descubrieron que los adultos que pasan un promedio de seis horas frente a la televisión, reducirán su esperanza de vida en poco menos de 5 años, en comparación con alguien que no ve televisión. No parece mucho, pero si lo sumamos a fumar y las frecuentes situaciones de estrés, los años perdidos son muchos.

La cuestión es que al sentarse/ver televisión hay un impacto sobre la mortalidad que no es insignificante y dada la gran prevalencia de estas conductas en la población, podría haber una reducción notable sobre la esperanza de vida de la población en general.

Un estudio reciente publicado, en que se analizaron a 800.000 personas, descubrió que aquellos que se sentaron durante períodos más largos de tiempo tenían el doble de probabilidades de tener diabetes o enfermedades cardíacas, en comparación con los que pasaron menos tiempo sentados.

Según el investigador Thomas Yates, MD, incluso para personas que son activas de otras maneras, el permanecer sentados durante largos periodos de tiempo, parece ser un factor de riesgo para enfermedades como la diabetes, enfermedades cardiovasculares y la enfermedad renal.

El equilibrio emocional y el optimismo

En un estudio realizado en 100 adultos de edad avanzada (un promedio de 81 años de edad), las personas que fueron expuestas a mensajes implícitos positivos (palabras como creativo, activo y en forma) experimentaron beneficios en su fuerza física.

Es evidente que la mente tiene poder sobre el cuerpo y todos estos centenarios lo ejemplifican. Si piensa que su mente y cuerpo se deterioran a medida que envejece, entonces eso sucederá.

Pero también ocurre todo lo contrario, específicamente si su mentalidad positiva se combina con los requisitos básicos para una vida saludable (pensamiento positivo no hostil, dormir bien, mantenerse activo y comer adecuadamente).

La mayoría de los centenarios manifiestan sentirse 20 años más jóvenes que su edad cronológica y su mentalidad tiene mucho que ver con su autopercepción. Es posible que si se evaluara la edad biológica sería muy parecida a la que sienten.

Los centenarios y la comida

La mayoría de los centenarios suelen comer alimentos que ellos mismos cultivan o productos de tierras cercanas. No obstante y este es un factor muy a tener en cuenta, el ambiente que rodea el momento de comer debe ser gratificante, exento de distorsión o agresividad. Con lo cual podemos entender que quizá sea más importante el entorno dónde se come, que la propia comida.

Emma Morano, quien a los 117 fue la persona más vieja del mundo (ahora, ya fallecida), manifestó a los medios de comunicación que uno de sus secretos de alimentación era comer tres huevos (dos de ellos crudos) y carne molida cruda todos los días. Supongo que esto desilusionará mucho a quienes defienden la alimentación vegetariana como mejor opción, pero confirma la idea que he planteado anteriormente: lo importante es el entorno y cómo recibes el alimento, más que el alimento en sí. Lo que no sabemos es cuántos años hubiese vivido Emma si, además, hubiera comido alimentos saludables.

Además de lo que comen, muchos centenarios también mencionaron la importancia del ayuno intermitente, no comer en exceso y comer una vez al día. Lo que ya sabemos es que comer tres veces al día y en medio pequeñas cantidades, es un claro error que algunos médicos equivocados aconsejan.

Relaciones estables, recuerdos gratos y vivir el momento

¿Algún aspecto en común entre los centenarios? Las relaciones estables y positivas. Cada uno habló con cariño de sus matrimonios aunque sus respectivas parejas habían muerto hace décadas, e incluso aunque se hubieran divorciado de ellas; todos seguían teniendo recuerdos muy gratos. ¿Por qué no recordar mejor los gratos momentos que siempre los ha habido? Es importante recordar las experiencias de vida y relaciones con aprecio y gratitud.

De hecho, los investigadores encontraron un aumento del 50% en la probabilidad de supervivencia en los participantes con relaciones sociales más estables. Aunque las posesiones materiales proporcionan bienestar, no siempre van unidas a la sensación de sentirse felices. Es más, la "novedad" de las posesiones desaparece, así como la alegría que le traen, pero las experiencias emocionales placenteras aumentan la sensación de vitalidad y de "sentirse vivo" durante la experiencia y al momento de recordarla.

Además, la mayoría de los centenarios, independientemente de su estado de salud, tienden a tener actitudes positivas, optimismo y entusiasmo por la vida. Es importante vivir el presente, no pensar en lo que se ha perdido, sino que apreciar todo lo que se ha hecho (y les falta por hacer).

También vale la pena mencionar, que ninguno de ellos tiene planeado irse pronto. Cada uno habla de sentirse fuerte y esperan seguir viviendo cada día al máximo. Son activos -física, mental y socialmente-. También esto los ayuda a mantenerse jóvenes y sanos.

Ayudar, más que pedir ayuda

La voluntad de ayudar a otras personas también da un sentido de propósito e incluso puede producir la llamada "sensación de felicidad del que ayuda", lo que podría ocurrir porque al hacer el bien se liberan hormonas que nos hacen sentir bien, como la oxitocina, mientras que reduce los niveles de hormonas del estrés como el cortisol.

Los rasgos de la personalidad también afectan la longevidad, lo que también podría desempeñar un papel importante en los centenarios. Por ejemplo, tener un sentido de propósito y sentirse productivo ha demostrado promover la longevidad.

La consciencia, específicamente, se definió como un marcador para la longevidad. Los investigadores creen que la razón de esto es que el comportamiento consciente influye en otros comportamientos. Por ejemplo, las personas conscientes tienden a tomar decisiones más saludables, hacer un trabajo que disfruten y compañeros de vidas con lo que se sientan felices. Las personas conscientes también tienden a ser más productivas, incluso después de jubilarse, y tienden a considerar que su trabajo tiene un propósito.

Ser un Aprendiz de por vida y tener una curiosidad natural por la vida y un deseo de seguir aprendiendo, probablemente también desempeñen un papel en la conexión de la longevidad.

A pesar de todo lo anterior, parece que no existe un patrón para ser longevo. Las recomendaciones habituales para una vida sana - no fumar, no beber, hacer ejercicio, una alimentación natural y mantener el peso bajo control-, que se recomiendan a todas las personas, no sirven para los centenarios. Parece que su energía proviene de su propio interior.

Ellos, los longevos, nos aconsejan que hagamos siempre lo correcto, que seamos independientes, que no pidamos ayuda y que mejor la otorguemos, que seamos amables con los demás, mostrarles respeto y ayudarlos siempre que sea posible. Además, nos aconsejan, insistentemente, que no tomemos medicamentos.

Los datos son aleccionadores y sabemos que existen entre 96.000 y 105.000 centenarios viviendo en los Estados Unidos y cerca de 12.640 en el Reino Unido. Las investigaciones indican que el número de centenarios estadounidenses se ha duplicado cada década a partir de 1950, y se espera que para el 2050, el número de centenarios viviendo en los Estados Unidos supere el millón. Hay cerca de 65 súper centenarios verificados vivos en la actualidad, pero una cantidad extraoficial marca cifras tan altas como los 3.507. En España son 14.487 los centenarios, según los datos del último padrón del Instituto Nacional de Estadística (INE), más del doble que en el año 2000.

Felicidad y epigenética

Las personas felices viven más de un 35 por ciento, de acuerdo con un estudio. Otro estudio encontró que la felicidad y la alegría mejoran la salud y aumentan la longevidad y, obviamente, las personas optimistas viven más tiempo que las personas pesimistas, por lo que no es una sorpresa que los centenarios sean un grupo de personas felices y optimistas. Los pensamientos positivos y las actitudes, de alguna manera, parecen hacer cosas en el cuerpo que fortalecen el sistema inmunológico, aumentan las emociones positivas, disminuyen el dolor y alivian el estrés. De hecho, se ha demostrado científicamente que la felicidad puede alterar sus genes.

Un equipo de investigadores de la UCLA mostró que las personas con un profundo sentido de felicidad y bienestar, tuvieron menores niveles de la expresión de genes inflamatorios y una respuesta de anticuerpos y antiviral más fuertes. Esto entra en el ámbito de la epigenética -cambiar la forma en que funcionan los genes, activándolos y desactivándolos.

Parte de su longevidad podría depender del ADN con el que nació, pero una mayor parte depende de la epigenética -sobre la cual tiene mayor control-. Sus pensamientos, sentimientos, emociones, alimentación y otros factores de estilo de vida influyen cada minuto del día, desempeñando el papel principal en el envejecimiento y las enfermedades. Tal vez no es tan importante evitar un helado aunque nos digan que es perjudicial, ya que se siente feliz al comerlo, al menos, de vez en cuando.

No obstante, deberían saber que la felicidad supone un esfuerzo, nunca llega de fuera.

CAPÍTULO 4

TELÓMEROS

El descubrimiento de los Telómeros

Los telómeros constituyen estructuras especializadas que forman los extremos de los cromosomas eucariontes que participan en funciones celulares tan importantes como la mitosis, la estabilidad cromosómica y el tiempo de vida de las estirpes celulares. Recientemente se ha demostrado su relación con algunas enfermedades, especialmente con el cáncer. Durante las últimas 2 décadas mucho se ha avanzado en el conocimiento de su estructura y dinámica.

Fueron identificados por Hermann J. Muller durante la década de los años 30 y por ello recibió en 1946 el Premio Nobel de Fisiología y medicina. Desde entonces, se ha profundizado extraordinariamente en el conocimiento de estas estructuras, gracias a la introducción de la moderna tecnología de la Genética Molecular. Un resumen de los principales trabajos realizados en los primeros años de aplicación de estas técnicas, fue publicado en 1984 por Blackburn y Szostack.

En la década de 1950, los científicos que apenas comprendían cómo se copian los genes, observaron que cuando una célula está a punto de dividirse, las moléculas de ADN, que contienen las cuatro bases que forman el código genético, se copian, base por base, gracias a la enzima ADN polimerasa. Sin embargo, en cada una de las dos hebras de ADN, su parte final no puede ser copiada. Por lo tanto, los cromosomas parecía que se acortaban cada vez que una célula se dividía, lo que no siempre sucede. El descubrimiento de los telómeros y la enzima asociada, resolvió el problema: los telómeros protegían a los cromosomas.

En la década de 1970, a medida que los mecanismos detrás de la replicación del ADN fueron comprendidos mejor, quedó claro que la ADN polimerasa, la enzima responsable de la replicación del ADN, no podía sintetizar completamente el extremo del ADN lineal. En 1972, James Watson llamó a esto el problema de la replicación final. Aproximadamente al mismo tiempo, en una estación de metro de Moscú, Alexey Olovnikov también reconoció el problema de Watson en una analogía entre las vías del tren que representaban el ADN y el tren que representaba la ADN polimerasa. Sin embargo, Olovnikov fue más allá proponiendo que el problema de replicación final daría como resultado el acortamiento de los telómeros con cada ronda de replicación y que, debido a que el ADN se replicaba durante la división celular, este mecanismo podría ser la causa de la senescencia replicativa (RS). Poco después, los estudios de Leonard Hayflick y colegas encontraron que el núcleo controla la RS.

Se supo que el ADN polimerasa requiere un iniciador de ARN para iniciar la síntesis en la dirección correcta. Al final de un cromosoma lineal, la ADN polimerasa puede sintetizar la hebra principal hasta el final del cromosoma. Sin embargo, en la cadena rezagada, la síntesis de ADN polimerasa se basa en una serie de fragmentos, denominados Okazaki, cada uno de los cuales requiere un cebador de ARN. Sin ADN para servir de plantilla para un nuevo cebador, la maquinaria de replicación es incapaz de sintetizar la secuencia complementaria al evento del cebador final. El resultado es un problema de replicación final en el que la secuencia se pierde en cada ronda de replicación del ADN. El modelo de Olovkikov resultó ser increíblemente preciso.

Posteriormente, Barbara McClintock (Premio Nobel 1983), había observado que las estructuras formadas en los extremos de los cromosomas, los telómeros, evitaban que los cromosomas se adhieran entre sí. Se papel protector se asemejaba a la vaina de mielina.

Elizabeth Blackburn, bioquímica australiana, descubridora de la telomerasa, al estudiar los cromosomas de Tetrahymena, un organismo unicelular ciliado, identificó una secuencia de ADN que se repetía varias veces en los extremos de los cromosomas. La función de esta secuencia, CCCCAA, estaba clara. Simultáneamente, Jack Szostak había hecho la observación de que una molécula de ADN lineal, un tipo de minicromosoma, se degradaba rápidamente cuando se introducía en células de levadura.

Blackburn presentó sus resultados en una conferencia en 1980 y pronto interesaron a Jack Szostak y Blackburn y decidieron realizar un experimento cuyos resultados fueron publicados en 1982. La secuencia de ADN de los telómeros protegía los minicromosomas de la degradación, mediante un mecanismo fundamental no reconocido previamente. Más tarde, se hizo evidente que el ADN de los telómeros con su secuencia característica, está presente en la mayoría de las plantas y los animales, desde la ameba hasta el hombre.

La enzima milagrosa

Carol Greider, supervisada por Blackburn, comenzaron a investigar si la formación del ADN de los telómeros podría ser debida a una enzima desconocida. En 1984, Greider descubrió signos de actividad enzimática en un extracto celular, una enzima, a la que denominaron telomerasa, portadora de ARN, así como de proteínas. El componente ARN resultó contener la secuencia CCCCAA, la plantilla cuando se construye el telómero, mientras que se requiere el componente de proteína para los trabajos de construcción, es decir, la actividad enzimática. La telomerasa extiende el ADN de los telómeros, proporcionando una plataforma que permite a las ADN polimerasas copiar toda la longitud del cromosoma sin perder la porción del extremo.

El ADN telomérico

En casi todos los eucariontes estudiados, el ADN telomérico (ADNt) consiste en repeticiones en grupo de pequeñas secuencias nucleotídicas. La longitud del telómero es variable y cada organismo posee una longitud media característica, lo mismo que la cantidad de ADNt por cromosoma. En algunos organismos, la longitud promedio de los telómeros responde a cambios genéticos, epigenéticos o nutricionales.

El ADN telomérico consta de pequeñas secuencias repetidas ricas en bases de guanina, con un extremo monofibrilar que puede formar estructuras de tipo secundario por apareamiento de las bases de guanina. Estas repeticiones sirven para la unión a proteínas, tanto en la doble hebra como en la zona monofibrilar. Mientras más secuencias teloméricas se conocen, más difícil resulta encontrar una secuencia consenso. La existencia de múltiples secuencias teloméricas sugiere que las funciones de los telómeros no requieren de una secuencia única. El hallazgo de secuencias teloméricas en sitios internos de los cromosomas, demuestra que ellas por sí mismas no hacen los telómeros.

El acortamiento telomérico se considera ahora como el principal mecanismo causal de la RS y la longitud de los telómeros es el reloj molecular que cuenta las células acumuladas de duplicación de la población (CPDs) y lo que las células pueden soportar. Aunque se sabía previamente que el acortamiento de los telómeros ocurre en cada subcultivo, el hallazgo clave que relaciona los telómeros con RS se hizo en 1998 por científicos de la Geron Corporation.

Los estudios se han realizado principalmente en ciliados, organismos microscópicos unicelulares, que se encuentran generalmente en el plancton de ríos, lagos, mares y océanos, cuyos macronúcleos pueden contener de 40.000 a 1.000.000 de telómeros según la especie, por lo que constituyen una excelente fuente de componentes teloméricos y de las enzimas que participan en su replicación.

Posteriormente, se ha comprobado que los aspectos descritos en ciliados están presentes en otros organismos. En mamíferos, donde son mucho más largos, se presentan formados por nucleosomas, pero hacia la zona más extrema aparecen como telosomas. Esto evidencia que al menos en parte hay conservación estructural de los telómeros. También muestran diferencias algo sorprendentes en otras especies.

Los telómeros retrasan el envejecimiento de la célula

Los científicos han investigado qué papel podría desempeñar el telómero en la célula y en uno de los experimentos se identificaron células de levadura con mutaciones que dieron lugar a una reducción gradual de los telómeros. Estas células crecieron poco y eventualmente dejaron de dividirse.

Blackburn y sus compañeros de trabajo realizaron mutaciones en el ARN de la telomerasa y observaron efectos similares en los Tetrahymena, los protozoos ciliados que se encuentran en aguas dulces. En ambos casos, esto llevó al envejecimiento celular prematuro y la senescencia. En contraste, los telómeros íntegros evitaron el daño cromosómico y retrasaron la senescencia celular. Más tarde, el grupo de Greider mostró que la senescencia de las células humanas también se retrasa por la telomerasa. La investigación en esta área ha sido intensa y ahora se sabe que la secuencia de ADN en el telómero atrae proteínas que forman una tapa protectora alrededor de los extremos frágiles de las hebras de ADN.

Estos descubrimientos tuvieron un gran impacto en la comunidad científica y muchos científicos especularon que el acortamiento de los telómeros podría ser la razón para el envejecimiento, no sólo en las células individuales, sino también en el organismo como un todo. Pero el proceso de envejecimiento ha resultado ser complejo y ahora se cree que depende de varios factores diferentes, aunque el telómero es uno de ellos, y la epigenética, no lo olvidemos.

Las células humanas tienen un ciclo de división distinto, siendo las intestinales, estómago, médula ósea y piel, las más rápidas, mientras que las más tardías son las óseas, corazón e hígado. Paradójicamente, será sobre las células de lenta renovación sobre las que podremos actuar con mayor eficacia, pues la reparación telomérica lleva su tiempo. En contraste, las células de cáncer tienen la capacidad de dividirse infinitamente y sin embargo conservar sus telómeros. ¿La razón? Activan su propia telomerasa, independientemente del estado del organismo en el cual se desarrollan. Incluso en organismos humanos seriamente dañados, las células cancerosas pueden seguir en estado óptimo.

¿Cómo escapar, entonces, de la senescencia celular? Quizá deberíamos copiar el mecanismo de supervivencia que tienen las células malignas para aumentar la actividad de la telomerasa. En el control del estrés podría estar la clave.

Por consiguiente, se ha propuesto que el cáncer podría ser tratado mediante la erradicación de la telomerasa de esas células. Varios estudios están en marcha en este ámbito, incluidos los ensayos clínicos que evalúan vacunas dirigidas contra las células con enfermedades hereditarias. Pero a nosotros no nos gustan las vacunas, pues suponen un engaño al sistema inmune.

Los defectos en la telomerasa se sabe son especialmente notorios en enfermedades como la anemia aplásica congénita, en la que las divisiones celulares insuficientes en el tallo de las células de la médula ósea conducen a la anemia severa. Ciertas enfermedades hereditarias de la piel y los pulmones, también son causadas por defectos de la telomerasa.

Telómeros y cáncer

En párrafos anteriores hemos explicado que los telómeros determinan cómo las células pueden duplicarse, y por ello se han establecido vínculos con el proceso de envejecimiento y el cáncer, en cuanto al suicidio celular. En las repetidas mitosis los telómeros se hacen más cortos y la célula deja de dividirse y termina ocasionando apoptosis, impidiendo la renovación. Sin embargo, aquellas células con defectos en la vía de señalización, como las tumorales, continúan replicándose sin descanso.

Cuando los investigadores analizaron el mecanismo de la muerte celular, vieron que los telómeros eran mucho más determinantes de lo que se pensaba a la hora de parar el cáncer. Se descubrió que la mitosis es más larga en las células que se acercan a su suicidio. Es decir, en vez de los 30-45 minutos que dura normalmente, estas células tienen una mitosis que dura de 2 a 20 horas o más.

La causa de ello, explican, radica en que los telómeros han perdido una proteína que es clave a la hora de iniciar el proceso de autodestrucción. A partir de imágenes obtenidas en tiempo real de las células, encontraron que un tipo de estrés celular, llamado fusión de los telómeros, podría causar una mitosis prolongada y, finalmente, la muerte celular. Es decir, los telómeros de las células en este estado perdieron su proteína protectora y activaban la secuencia de autodestrucción. Y este proceso no tiene nada que ver con la acumulación lenta y constante de inestabilidad genómica.

En este sentido, se cree que el hallazgo abre nuevas vías para la comprensión de cómo el crecimiento celular y las fusiones de telómeros se trasladan a las fases finales de la mitosis, lo que sugiere posibles implicaciones de la biología de los telómeros en la quimioterapia.

Por ejemplo, algunos tratamientos quimioterápicos, como el taxol para el cáncer de mama, tratan de detener el cáncer mediante la interrupción de la mitosis, lo que evita que las células cancerosas se dividan. Los investigadores plantean ahora la hipótesis de que sería posible mejorar estos inhibidores de la mitosis, por ejemplo, desprotegiendo a los telómeros para hacer a las células más susceptibles a los fármacos. También podría ser posible determinar si las células de un tumor en particular tienen telómeros más cortos o desprotegidos y, si es así, lo lógico es que el tumor sea mucho más sensible a los inhibidores de la mitosis. No obstante, hay un dato que se olvida con frecuencia: las células tumorales elaboran y activan su propia telomerasa. Inhibir de modo general la telomerasa o acortar deliberadamente los telómeros, ocasionaría un caos cromosómico general.

Replicación de los telómeros

En la replicación se originan dos moléculas de ADN, cada una de ellas compuesta de una hebra del ADN original y de una hebra complementaria nueva. Es decir, las hebras existentes sirven de molde complementario a las nuevas.

En la estructura de los telómeros predomina la zona de repeticiones en la doble hebra y solamente el extremo terminal presenta la estructura monofibrilar. Aunque la telomerasa es necesaria para mantener la longitud de los telómeros, esta enzima sólo alarga la hebra G. La replicación de la hebra C debe hacerse por el sistema convencional de las polimerasas. Tanto en levaduras, en humanos, como en otros organismos, los telómeros se replican al final de la fase S, durante la cual la célula sintetiza una copia completa del ADN en su núcleo. También duplica una estructura de organización de microtúbulos llamada centrosoma. Como consecuencia de este impedimento, en cada ciclo de replicación del ADN los cromosomas lineales sufren un pequeño acortamiento. Si este acortamiento es excesivo puede verse afectada la integridad del cromosoma.

Así que la replicación de los telómeros es necesaria para compensar la pequeña y lenta pérdida de ADN que resulta de la replicación incompleta, por lo tanto debe ser considerada como una función de reparación. En este proceso, el ADN telomérico no tiene exactamente la función de molde.

El estado de los telómeros depende de varios factores, entre ellos, la producción de las telomerasas, la frecuencia de su acción sobre cada telómero particular y la velocidad de degradación del ADNt.

Sabido que los telómeros representan estructuras esenciales para las células, pues evitan la fusión cromosómica, manteniendo su estabilidad y participando tanto en la meiosis como en la mitosis, nos encontramos con otra función aún más notoria, como es la de servir como un reloj mitótico que mide y regula el número de las divisiones celulares. Los telómeros se acortan con cada división celular y el número de divisiones que la célula puede experimentar se correlaciona con la longitud de los telómeros. Este acortamiento pudiera eliminar genes indispensables para la vida o silenciar genes cercanos por el efecto de posición del telómero. Una longitud crítica pudiera ser la señal para la entrada en la senescencia celular. Sin embargo, vale insistir en que no está relacionada con la edad del organismo y su acortamiento puede ocurrir a cualquier edad.

Perspectivas médicas

El descubrimiento de la singular estructura nucleoproteínica de los telómeros y su conservación filogenética estructural y funcional, demuestran el carácter esencial de esas estructuras para la vida de la célula. La existencia de las telomerasas soluciona el viejo problema sobre la replicación de los extremos de moléculas lineales de ADN, sin embargo, estos hallazgos plantean nuevos problemas. Entre ellos está determinar la función del ARNtl en la zona que no funciona como molde y su posible participación en la catálisis enzimática, las reacciones químicas que ocasionan. También hay que dilucidar los factores que regulan la actividad de la enzima por una parte y la longitud de los telómeros por otra, así como los mecanismos moleculares que vinculan los telómeros con la regulación de la proliferación celular. También será interesante y trascendental la posible aplicación de estos conocimientos para el diagnóstico y tratamiento de enfermedades proliferativas, especialmente el cáncer.

Usando microscopía electrónica, se reveló que los telómeros no son lineales, sino que parecen formar bucles dúplex, llamados t-loops. Aunque no se entiende completamente, la hipótesis predominante es que estos bucles estabilizan o tapan los telómeros quedando así protegidos, evitando el daño en el ADN.

El TRF2 (factor de unión a repeticiones teloméricas 2) un gen humano, protege a los telómeros y la inhibición de TRF2 induce la muerte celular apoptótica, mientras que la sobreexpresión de TRF2 reduce el punto de control senescente de las células en términos de longitud de telómeros. Estos resultados sugieren que la cobertura de los telómeros, no sólo su longitud, es crucial para evitar la disfunción de los telómeros y prevenir la senescencia celular. Los resultados que muestran que la disrupción de la telomerasa puede ralentizar la proliferación celular y alterar el exceso de telómeros de cadena sencilla sin que el acortamiento de los telómeros respalde esta visión. Una hipótesis plausible es que el acortamiento de los telómeros puede desestabilizar o incluso prevenir el taponamiento de telómeros, lo que lleva a la RS.

Todavía está en discusión si el problema de la replicación final es el responsable del acortamiento de los telómeros. La RS puede ocurrir en fibroblastos humanos en ausencia de división celular y telómeros cortos. Las células se mantienen confluentes durante largos períodos de tiempo -hasta 12 semanas- al salir del ciclo celular. La pequeña proporción de células que continúan dividiéndose sufrió menos CPD (cáncer de origen primario desconocido) de lo normal, presumiblemente debido al ciclo compensatorio. Aunque las células quiescentes no parecen perder telómeros, las células sufren un acortamiento acelerado de telómeros después de extensos períodos de confluencia. Algunas investigaciones sugieren que la erosión del saliente se produce en la senescencia celular y se evita por la expresión de la telomerasa. La erosión progresiva parece ser un resultado de la división celular y no un efecto de RS. Con todo, los mecanismos moleculares exactos detrás del acortamiento telomérico y de la disfunción, siguen siendo indeterminados.

Dado que una célula diploide humana normal contiene 92 telómeros, otro problema es si es la longitud media del telómero o el telómero más corto, lo que desencadena RS. La evidencia en ratones indica que los telómeros más cortos, son responsables de la inducción de RS. Sin embargo, un estudio en fibroblastos humanos encontró que el inicio de RS muestra una mejor correlación con la longitud media de los telómeros que con el telómero más corto. De nuevo, la controversia.

Telómeros y daño en el ADN

Es sabido que las proteínas tempranas E6 y E7 del HPV (virus del papiloma humano) alteran el crecimiento celular por la inactivación de proteínas tumorales supresoras, como p53, promoviendo la progresión de lesiones premalignas a malignas.

La disfunción del telómero provoca una activación de las vías de respuesta al daño del ADN, como una activación de p53 (factor de transcripción). La infección de fibroblastos humanos con oncogenes virales da como resultado una vida replicativa prolongada después de la cual las células entran en una etapa llamada crisis, durante la cual las células proliferan, pero la proporción de células que entran en la apoptosis aumenta gradualmente y, por lo tanto, el número de células finalmente disminuye, posiblemente por telómeros extremadamente cortos. En ocasiones, posiblemente con la ayuda de elementos epigenéticos, las células inmortales emergen de la crisis con telómeros estabilizados, normalmente involucrando la activación de la telomerasa.

En general, independientemente de los cambios que se produzcan durante la disfunción de telómeros, los mecanismos que desencadenan la detención del crecimiento parecen implicar vías de daño del ADN y los telómeros cortos conducen a las fusiones cromosómicas. Los fuertes estímulos fisiológicos o el estrés prolongado, detienen el crecimiento de las células, un estado también llamado quiescencia.

Por último, todo indica que el estudio en ratones relativo a los telómeros no es extrapolado al humano, pues la regulación de RS y la disfunción en la telomerasa son diferentes.

Envejecimiento, cáncer y telómeros

El papel de los telómeros en RS ha llevado a sugerir que la telomerasa puede usarse como terapia antienvejecimiento, al menos así lo han asegurado Fossel (1996), Blasco (2005), Shawi y Autexier (2008). Sin embargo, como se mencionó anteriormente, la relación entre RS y el envejecimiento de los organismos es controvertida.

Al igual que con el potencial replicativo (la capacidad de duplicarse), la longitud de los telómeros in vivo es muy heterogénea tal como se ha comprobado en las células hepáticas, linfocitos, células de la piel, sangre y la mucosa del colon. Por ejemplo, el acortamiento de los telómeros parece afectar la función de las células T inmunes y los activadores de la telomerasa pueden restaurar un perfil funcional más saludable. Otros estudios encontraron correlaciones débiles entre la edad del donante y la longitud del telómero, mientras que algunos estudios no encontraron ninguna correlación en absoluto. Se han encontrado telómeros largos en células de centenarios.

En conjunto, estos resultados indican que la longitud de los telómeros varía ampliamente entre individuos y entre diferentes tejidos, y que su acortamiento puede ocurrir en algunos tejidos in vivo en asociación con ciertas patologías y con la edad; esto es similar a lo que se observa para las células senescentes. Se ha observado una asociación entre la longitud de los telómeros y la mortalidad en personas de 60 años o más y el acortamiento de los telómeros parece acelerarse en las personas que viven con vidas más estresantes. Si bien estos resultados apoyan la idea de que el acortamiento telomérico es un marcador de estrés y de las patologías relacionadas, no todos quieren relacionarlo con el envejecimiento, tal y como ocurre con el síndrome de Werner (envejecimiento prematuro).

Aunque la longitud promedio de los telómeros al nacer no se correlaciona con la longevidad en las aves, se informó que la tasa de acortamiento de los telómeros en los eritrocitos correlaciona con la longevidad de los pájaros. Cuando los telómeros se acortan gradualmente, las células de los animales de la generación cuatro muestran aneuploidía (por ejemplo, la trisomía del cromosoma 21) y otras aberraciones cromosómicas. Las anormalidades se observaron en la tercera generación y los animales de última generación mostraron algunos signos de envejecimiento acelerado. Es controvertido si estos animales están envejeciendo más rápidamente o simplemente desarrollando una variedad de patologías. En general, estos resultados sugieren que la actividad de la telomerasa podría ser crucial para el funcionamiento normal de los órganos altamente proliferativos en ratones. Sin embargo, la longitud telomérica y / o la actividad telomerasa no explican por sí solo, por qué los seres humanos envejecen más lentamente que otros primates y viven mucho más tiempo que los ratones.

Por otra parte, en la rana Xenopus laevis, otro animal con una tasa de envejecimiento lento, no se ha observado una gran variación en la longitud de los telómeros. La forma en que la longitud de los telómeros no afecta la vida de los animales clonados también está en contradicción con el papel de los telómeros en el envejecimiento.

Se ha asociado la mayor actividad de la telomerasa con la malignidad de la piel como resultado de la exposición a la radiación ultravioleta, lo que parece indicar un estado defensivo del organismo. Para algunos científicos, sin embargo, la mayor actividad de la telomerasa supone un aumento en la malignidad, no un mecanismo defensivo. Error de apreciación, como sería otorgar al aumento de la temperatura en caso de infecciones, un papel perjudicial.

Las células senescentes probablemente se acumulan en algunos tejidos y pueden contribuir a la disfunción orgánica, pero los mecanismos de los telómeros pueden desempeñar un papel más favorable. Algunas intervenciones genéticas que alteran el envejecimiento parecen influir en la homeostasis de los tejidos al afectar la senescencia, la proliferación celular y la muerte celular. La evidencia de experimentos de manipulación genética en la transducción de señales teloméricas, señaló que mejora la resistencia contra el cáncer pero no aumenta el envejecimiento. Se puede argumentar que la evidencia más fuerte del papel de la telomerasa en el envejecimiento es que parece eliminar el cáncer mediante una expresión mejorada de p53 e INK4a / ARF, y a un alargamiento de la vida. A pesar de que no están claras las razones del envejecimiento, estos hallazgos apuntan hacia algún nivel de protección contra la degeneración relacionada con la edad a través de la optimización de las vías asociadas con telómeros y RS.

Familias afectadas por la disqueratosis hereditaria, también poseen los telómeros acortados. Características de la disqueratosis congénita incluyen insuficiencia de la médula ósea, que es la causa más habitual de muerte, la pigmentación anormal de la piel, leucoplasia y la distrofia de uñas. El papel de las células madre también se ha sugerido. A juzgar por el fenotipo de disqueratosis congénita, los telómeros son cruciales en los tejidos que proliferan rápidamente. Un estudio sobre la longitud del telómero, sugiere un papel causal de los telómeros cortos en enfermedades del corazón y otras enfermedades relacionadas con la edad, por lo que algunos efectos de acortamiento de los telómeros en las enfermedades relacionadas con la edad, además del cáncer, deben considerarse.

En conclusión, es incuestionable que la senescencia celular y la biología de los telómeros son importantes en el cáncer y pueden ser adecuados para desarrollar tratamientos contra el cáncer y ayudar a comprender el envejecimiento humano.

Es muy probable que la senescencia celular, causada principalmente por el estrés y el acortamiento de los telómeros, pueda contribuir al envejecimiento y las enfermedades relacionadas con la edad. De hecho, una variante genética de la telomerasa se ha asociado con telómeros más largos y una longevidad humana excepcional.

Protección de enfermedades cardíacas relacionadas con la edad

Los investigadores enlazan la longitud de los telómeros con la resistencia a las enfermedades genéticas relacionadas con la edad.

Los científicos del Instituto Gladstone han identificado un mecanismo muy importante que protege a las personas en el padecimiento de las enfermedades humanas unidas al envejecimiento. Este descubrimiento también ayuda a explicar la cronicidad y gravedad de las enfermedades que típicamente ocurre en los seres humanos.

Los científicos creen que el acortamiento de los telómeros en los ratones que tienen una mutación genética está ligada a enfermedad cardíaca, en concreto, una acumulación de calcio dentro de los vasos del corazón y las válvulas. Este modelo permite a los investigadores determinar nuevos medicamentos para la enfermedad, y podría conducir a solucionar otros desordenes humanos del envejecimiento. La enfermedad causa que el calcio se acumule dentro del corazón hasta que la válvula aórtica se calcifica (CAVD) y endurece. La solución es la sustitución de la válvula mediante cirugía. La enfermedad se desarrolla con la edad y una de las dos copias del gen NOTCH1 sufre una mutación. La mayoría de las personas tiene dos copias de estos genes. Cuando se pierde la primera copia, la copia restante no puede crear suficiente proteína para permitir el funcionamiento adecuado.

Científicos de Gladstone publicaron los resultados de un estudio reciente en la Revista de Investigación Clínica. Estos investigadores asociaron la longitud de los telómeros al riesgo y resistencia a enfermedades. Los resultados muestran que la longitud de los telómeros juega un papel fundamental en la enfermedad humana que es dependiente de la edad. El modelo ofrece la oportunidad de analizar los mecanismos a través del cual los telómeros impactan en la enfermedad y tienen una dependencia de la edad. El modelo también proporciona un medio para probar tratamientos para la enfermedad de la válvula aórtica.

Para sorpresa de los investigadores, los ratones con telómeros abreviados y mutación de NOTCH1, muestran las mismas anormalidades cardiacas observadas en los seres humanos y los ratones con telómeros cortos sufrieron el mayor daño del corazón. Algunos incluso muestran indicios de enfermedad de las válvulas inmediatamente después del nacimiento. Se cree que la longitud de los telómeros afecta la severidad de enfermedades a través de la alteración de la expresión génica.

Cabe destacar que investigaciones previas determinaron que personas con calcificación de la válvula tenían los telómeros más cortos en comparación con pacientes sanos de una edad similar. Los nuevos hallazgos indican que la longitud de los telómeros es responsable de las diferencias en la severidad de la enfermedad. El gradual acortamiento de telómeros largos que sirven como protección al cromosoma, reproduce la enfermedad causada por la mutación de NOTCH1 y aumenta la severidad de la enfermedad en los seres humanos.

Acortamiento acelerado del telómero en respuesta al estrés

Numerosos estudios demuestran los vínculos entre el estrés crónico y los índices de mala salud, incluidos los factores de riesgo para las enfermedades cardiovasculares y la mala función inmunológica. Sin embargo, los mecanismos exactos de cómo el estrés socaba la salud son dudosos, esencialmente porque el estrés no es un mal, sino un mecanismo de adaptación.

La hipótesis es que el estrés afecta la salud mediante la modulación de la tasa de envejecimiento celular. Oxidación, sobrecarga y apoptosis celular, son las conclusiones más plausibles. Encontramos evidencias de que el estrés psicológico, tanto el estrés percibido, como la cronicidad del estrés, se asocian significativamente con un mayor estrés oxidativo, una menor actividad de la telomerasa y una longitud más corta de los telómeros, determinantes conocidos de la senescencia y longevidad celular en células mononucleares de sangre periférica de pacientes sanos.

Las mujeres premenopáusicas, con los niveles más altos de estrés percibido, tienen telómeros más cortos en promedio, y una década de envejecimiento adicional, en comparación con las mujeres con bajo estrés. Estos hallazgos tienen implicaciones para entender cómo, a nivel celular, el estrés puede promover la aparición temprana de enfermedades relacionadas con la edad.

Las personas que están estresadas durante largos periodos tienden a mostrar ojeras, y comúnmente se piensa que el estrés psicológico conduce al envejecimiento prematuro y a enfermedades relacionadas, incluidos los factores de riesgo de enfermedad cardiovascular y peor función inmune. Sin embargo, los mecanismos exactos de cómo este esfuerzo ejerce estos efectos no son bien conocidos, incluyendo si el estrés acelera el envejecimiento a nivel celular y cómo el envejecimiento celular se traduce en el envejecimiento del organismo.

Las investigaciones siguen apuntando al papel crucial de los telómeros y la telomerasa en el envejecimiento celular y potencialmente en la enfermedad.

Recordamos que cuando las células se dividen, el telómero no se reproduce por completo debido a las limitaciones de las polimerasas de ADN en completar la replicación de los extremos de las moléculas lineales, lo que lleva a su acortamiento con cada repetición. Cuando los telómeros se acortan significativamente, la célula entra en senescencia y duplica sus errores en la mitosis.

En las personas, los telómeros se acortan con la edad en todas las células somáticas replicantes que han sido examinadas, incluyendo fibroblastos y leucocitos. Así, la longitud de los telómeros puede servir como biomarcador de la edad biológica, no de la cronológica, de una célula o potencial para la división celular.

Nutrición y telómeros

Los nutricionistas han estado interesados durante mucho tiempo en la dinámica del alargamiento de los telómeros en el cuerpo, y en la manera en que los telómeros figuran en la salud humana y la esperanza de vida. Aunque en 1973 Alexey Olovnikov dijo que a medida que envejecemos los telómeros se hacen más cortos y por ello la replicación del ADN y la división celular cesan por completo, un creciente cuerpo de investigación está demostrando que ciertos nutrientes juegan un papel muy importante en la protección de la longitud del telómero, afectando en gran medida el tiempo de vida.

Por ejemplo, en un reciente estudio, los científicos encontraron que el folato, un componente de las vitaminas B, juega un papel importante en el mantenimiento de la integridad y metilación del ADN, lo que a su vez influencia el alargamiento de los telómeros.

Los investigadores también descubrieron que las mujeres que tomaron suplementos de vitamina B12 tienen telómeros más largos que quienes no la tomaron. La vitamina D3, zinc, hierro, ácidos grasos de omega-3 y vitaminas C y E, también influyen en la longitud del telómero. Esto apoya las conclusiones de un estudio anterior realizado en el 2009, que proporcionó la primera evidencia epidemiológica de que el uso de los multivitamínicos está asociado con el alargamiento de los telómeros en las personas.

En comparación con las personas que no tomaron multivitamínicos, el relativo alargamiento de los telómeros del ADN de leucocitos fue en promedio de 5,1% mayor entre las personas que tomaron los multivitamínicos diariamente. En el análisis de los micronutrientes, el aumento de la ingesta de vitaminas C y E de los alimentos se asociaron con telómeros alargados, incluso después de ajustar el uso de los multivitamínicos".

El mecanismo por el cual los nutrientes parecen afectar la longitud del telómero es al influir en la actividad de la telomerasa, la enzima que añade repeticiones teloméricas a los extremos de su ADN. Hay ciertas enfermedades que, ahora, sabemos con seguridad dependen del buen estado de los telómeros para ser erradicadas:

Disminución de la respuesta inmune contra las infecciones

Diabetes tipo 2

Lesiones ateroscleróticas

Atrofia intestinal, testicular y esplénico.

CAPÍTULO 5

EL PAPEL DE LA TELOMERASA

La telomerasa es una ribozima que alarga los telómeros y corrige así la erosión normal. Tiene dos componentes: un componente de ARN y una subunidad catalítica (plegamientos o uniones de proteínas). La actividad de la telomerasa es paralela a la expresión de la subunidad catalítica (hTERT- telomerasa de transcriptasa inversa) y la expresión de hTERT ectópica (expresión de un gen en un tejido donde no se expresa normalmente), siendo suficiente para restaurar la actividad telomerasa en células humanas. Debemos recordar que HTERT a menudo se regula en las células que se dividen rápidamente, incluyendo tanto las células madre embrionarias, como en las células madre adultas. Puesto que alarga los telómeros de las células madre, aumenta la vida útil de estas células al permitir una división indefinida sin acortar los telómeros. Por lo tanto, es responsable de las propiedades de auto-renovación de las células madre.

La actividad de la telomerasa es decisiva en líneas celulares inmortales, aunque el descubrimiento definitivo vino cuando se demostró que la expresión de hTERT en células humanas evita el RS. Los fibroblastos humanos inmortalizados con hTERT se dividen vigorosamente, no muestran ningún marcador de senescencia celular, y tampoco signos de transformación neoplásica. Incluso la expresión de hTERT en fibroblastos de paso tardío, parece revertir la pérdida de la función característica de las células pre-senescentes.

Sin embargo, la telomerasa no es el único mecanismo capaz de alargar los telómeros, pues una buena epigenética es capaz de modificar la tendencia a la senectud. Existen varias líneas celulares inmortales de telomerasa negativa con típicamente una gran variedad de longitudes de telómeros. Aunque los mecanismos exactos detrás de lo que se llama alargamiento alternativo de telómeros permanecen en gran medida desconocidos, pueden estar involucrados varios procesos de recombinación. Sin embargo, ya sea usando telomerasa o no, todas las líneas celulares inmortales conocidas deben estabilizar sus telómeros.

Las células eucariotas unicelulares también deben estabilizar sus telómeros. Por ejemplo, se ha demostrado que defectos en la replicación de telómeros desencadenan senescencia en levaduras.

Expresión hTERT

Aunque la longitud de los telómeros regula la RS (senescencia replicativa) y puede ser visto como un reloj mitótico, los mecanismos implicados son más complejos de lo que pueden parecer al principio. Ahora veremos un análisis bastante detallado y técnico de los mecanismos moleculares involucrados y más adelante el papel potencial de los telómeros y la telomerasa en el envejecimiento y el cáncer.

Ya hemos indicado que la longitud del telómero no es ni el único ni el último cronometrador de células. Durante la inmortalización de la telomerasa de líneas celulares humanas, varios investigadores notaron que las células inmortalizadas tenían telómeros más cortos que los controlados por el crecimiento. Sorprendentemente, estas células inmortalizadas presentaron menos fusiones cromosómicas, que son el resultado más notable de los telómeros cortos. De forma similar, se observó en la levadura que ciertas cepas de telomerasa negativas envejecían más con telómeros más largos que las cepas inmortales de telomerasa positiva. Dado que la longitud de telómeros por sí sola no podía explicar estas observaciones, otros factores tenían que estar involucrados.

Muchos de los tejidos somáticos humanos no tienen actividad de telomerasa detectable, sin embargo, la médula ósea y las células hematopoyéticas, entre otras, expresan telomerasa. Además, la actividad de la telomerasa es mayor en las células progenitoras primitivas y después se regula durante la proliferación y diferenciación. Otros informes asocian niveles normalmente bajos de actividad telomerasa con células madre humanas, aunque probablemente no sean células madre mesenquimales (adultas), con la capacidad de diferenciarse en diversos tipos de células.

La actividad de la telomerasa se ha detectado en algunas células somáticas humanas normales que proliferan mucho, por ejemplo, en células de la piel, células del sistema inmune y tejidos colorrectales. Se observó una disminución de la actividad de la telomerasa en las células mononucleares sanguíneas con la edad y se ha encontrado que las células germinales humanas expresan hTERT.

La actividad de la telomerasa varía en diferentes etapas de la vida. Se ha detectado en ovarios y testículos en fetos, recién nacidos y adultos, pero no en óvulos ni espermatozoides maduros.

El blastocito (embrión de 5 o 6 días de desarrollo tras la fecundación, previo a su implantación en el útero) y la mayoría de los tejidos somáticos de 16 a 20 semanas de desarrollo, exhiben un alto nivel de telomerasa que desaparece después del nacimiento. También es alta en tejidos adultos con una intensa proliferación celular como en las células endoteliales y el endometrio. En otras células puede ser inducida en determinadas etapas de la vida, como ocurre con la activación de los linfocitos T y los B.

Esta función de los telómeros los relaciona de inmediato con la transformación de una célula sana en otra cancerosa. En uno de los primeros trabajos sobre el tema se encontró que en células cultivadas de 18 diferentes tejidos humanos, había actividad de telomerasa en el 98 % de las inmortales y ninguna en 22 mortales. Asimismo también había actividad en el 90 % de 100 biopsias de 12 tipos de tumores y ninguna en 50 de tejidos somáticos normales.

Estudios posteriores han confirmado una actividad incrementada de telomerasa en cáncer de mama, próstata, astrocitomas y otros. Estos hallazgos pudieran tener importantes implicaciones clínicas, aunque deberíamos atacar al agresor y no al mensajero.

La determinación de la actividad de telomerasa pudiera ser utilizada para el diagnóstico precoz del cáncer en pruebas no invasivas y los inhibidores selectivos de la enzima pudieran ser usados como agentes antitumorales con un alto grado de selectividad para las células transformadas. No obstante y como repetiremos varias veces, las células tumorales no dependen de la telomerasa orgánica, pues elaboran y activan la suya propia. A fin de cuentas, están tratando de sobrevivir. La telomerasa, en patologías tumorales, aumenta para estabilizar las funciones orgánicas, y baja de nuevo cuando el cáncer aparece resuelto. Si no es así, continúa aumentando. La sobreexpresión de la telomerasa no favorece el desarrollo del cáncer, más bien, lo intenta controlar. Un símil es cuando aumentan las cifras del colesterol, que para algunos científicos supone un grave peligro, cuando realmente es una de las mejores defensas orgánicas para corregir fallos en la producción de hormonas y la permeabilidad celular.

La terapia de gen de la telomerasa en ratones viejos también aumentó moderadamente la vida útil y parece que puede tener funciones independientes de alargamiento de los telómeros, tal como en la protección de las mitocondrias en la tensión. Otro estudio mostró que la reactivación de la telomerasa invierte la degeneración en ratones.

Durante la replicación del ADN telomérico, la hélice "rica en G" es sintetizada por la telomerasa, cuyo componente ARN contiene una secuencia complementaria a la de la secuencia repetida telomérica, pudiendo actuar como una terminal transferasa.

La telomerasa, como sabemos, añade el ADN telomérico necesario en los extremos del telómero, aunque también tiene funciones directas como protectora. En células T humanas, la actividad de la telomerasa aumenta con la exposición aguda al antígeno, pero disminuye con la estimulación repetida del antígeno y cuando las células se aproximan a la senescencia.

El entorno celular también juega un papel importante en la regulación de la longitud de los telómeros y la actividad telomerasa. Al menos in vitro, el estrés oxidativo puede acortar los telómeros, mientras que los antioxidantes y otros elementos naturales, pueden desacelerar el acortamiento. Se ha comprobado un especial daño oxidativo del ADN en leucocitos en mujeres estresadas.

Teniendo en cuenta estos vínculos observados, la hipótesis de que el estrés psicológico crónico puede conducir a un acortamiento telomérico, y a la disminución de la función telomerasa en las células mononucleares de la sangre periférica (PBMCs), es convincente.

Explicación plausible

El descubrimiento de las telomerasas resolvió en principio el problema de la replicación de los extremos de moléculas lineales de ADN, pues esta enzima, una ribonucleoproteína, por su actividad, es esencial tanto para el componente proteínico como para el ARN.

Las telomerasas difieren de todas las polimerasas en que utilizan un molde interno en vez de uno externo, lo cual impone limitaciones específicas para la elongación del iniciador y la catálisis (aumento en la reacción química). La telomerasa alarga el ADN iniciador por la adición uno a uno de los desoxinucleótidos trifosfatados (monómetros que constituyen el ADN) y así genera las repeticiones de los telómeros.

La enzima posee también actividad endonucleolítica (cortes en una o varias cadenas de la doble hélice) que pudiera estar relacionada con una función de corrección. Contiene el ARN telomerásico con un sector complementario a la secuencia de los telómeros. La unión del ADN telomérico con el ARN telomerásico se produce por apareamiento de bases complementarias. La enzima alarga el telómero usando como molde el ARN y al completar un alargamiento la enzima se desplaza y comienza un nuevo ciclo de alargamiento y así sucesivamente.

Los cambios de un aminoácido por otro producen acortamiento de los telómeros y senescencia en levaduras, lo que indica su importancia para el alargamiento de los telómeros in vivo.

La telomerasa y el proceso de envejecimiento

El nivel de actividad de la telomerasa es importante para determinar la longitud de los telómeros en células y tejidos en el envejecimiento.

Se evalúa la importancia de la reactivación de la telomerasa, tanto para el desarrollo del cáncer, como para la inmortalización de células para procesos terapéuticos.

Puesto que los telómeros son las secuencias de ADN repetitivas especializadas en los extremos de los cromosomas lineales, y proteínas asociadas, que sirven para mantener la integridad de los cromosomas, la telomerasa, un complejo de polimerasa de ribonucleoproteína, mantiene la longitud del telómero. En ausencia de actividad telomerasa, los telómeros se acortan progresivamente.

La actividad de la telomerasa está ausente en la mayoría de las células somáticas humanas normales debido a la falta de expresión de TERT (telomerasa transcriptasa inversa) aunque el TERC (componente ARN de telomerasa) está generalmente presente. Por otro lado, la mayoría de las células de ratón tienen actividad telomerasa, y sin ella el acortamiento de los telómeros eventualmente limita el crecimiento de las células, ya sea por senescencia, en células con controles de ciclo celular intactos (bloqueo del ciclo celular), o por crisis en las células con puntos de control inactivados (las fusiones de los telómeros causan rotura cromosómica y catástrofe mitótica).

La expresión de TERT en células que de otro modo carecen de actividad telomerasa, hace que las células eviten la senescencia y la crisis, y tales células se denominan habitualmente "inmortalizadas".

La ausencia de actividad telomerasa en la mayoría de las células somáticas humanas da como resultado un acortamiento del telómero durante el envejecimiento. La actividad de la telomerasa puede restaurar a las células humanas mediante transducción del gen hTERT o potencialmente mediante terapia con plantas medicinales.

¿La actividad de la telomerasa determina el envejecimiento?

El primer aspecto de esta cuestión es si las diferencias en las tasas de envejecimiento entre las especies de mamíferos son causadas en su totalidad o en parte por las diferencias específicas de la especie en la biología telomerasa / telómero.

Un examen muy breve de esta cuestión nos deja la duda como respuesta. Los ratones son de corta vida en comparación con los seres humanos, sin embargo, los ratones tienen telómeros largos y las células somáticas del ratón adulto a menudo tienen actividad telomerasa. ¿Quiere decir que en los humanos es igual? Por lo que sabemos, los seres humanos tienen telómeros relativamente cortos, incluso cuando se comparan con primates estrechamente relacionados, y la actividad telomerasa es muy baja en la mayoría de las células, excepto en algunos tipos de células madre, en la línea germinal y algunas células somáticas tales como linfocitos T.

Si el agotamiento del telómero fuera una de las principales causas del envejecimiento, cabría esperar que los seres humanos fueran relativamente susceptibles a este proceso y que los ratones fueran resistentes. Pero del mismo modo que los ratones son extremadamente sensibles a los aumentos de colesterol, mientras que los humanos pueden asumir durante años cantidades muy altas, debemos considerar que la influencia de los telómeros es más decisiva, en cuanto a longevidad se refiere, en los humanos que en los ratones. O quizá, es que la corta vida de los ratones con respecto a la de los humanos, no da tiempo a que se manifiesten problemas en los telómeros.

CAPÍTULO 6

EL ESTRÉS

Acortamiento acelerado del telómero en respuesta al estrés

Numerosos estudios demuestran los vínculos entre el estrés crónico y los índices de mala salud, incluidos los factores de riesgo para las enfermedades cardiovasculares y la mala función inmunológica. Sin embargo, los mecanismos exactos de cómo el estrés socaba la salud, son dudosos, esencialmente porque el estrés no es un mal, sino un mecanismo de adaptación.

La hipótesis es que el estrés afecta la salud mediante la modulación de la tasa de envejecimiento celular. Oxidación, sobrecarga y apoptosis celular, son las conclusiones más plausibles. Encontramos evidencias de que el estrés psicológico, tanto el estrés percibido como la cronicidad del estrés, se asocian significativamente con un mayor estrés oxidativo (el desequilibrio entre radicales libres y antioxidantes), una menor actividad de la telomerasa y una longitud más corta de los telómeros, determinantes conocidos de la senescencia y longevidad celular en células mononucleares de sangre periférica de pacientes sanos.

Las mujeres premenopáusicas, con los niveles más altos de estrés percibido, tienen telómeros más cortos en promedio, y una década de envejecimiento adicional, en comparación con las mujeres con bajo estrés. Estos hallazgos tienen implicaciones para entender cómo, a nivel celular, el estrés puede promover la aparición temprana de enfermedades relacionadas con la edad.

Las personas que están estresadas durante largos periodos tienden a mostrar ojeras, y comúnmente se piensa que el estrés psicológico conduce al envejecimiento prematuro y a enfermedades relacionadas, incluidos los factores de riesgo de enfermedad cardiovascular y peor función inmune. Sin embargo, los mecanismos exactos de cómo este esfuerzo ejerce estos efectos no son bien conocidos, incluyendo si el estrés acelera el envejecimiento a nivel celular y cómo el envejecimiento celular se traduce en el envejecimiento del organismo.

Investigaciones recientes apuntan al papel crucial de los telómeros y la telomerasa en el envejecimiento celular y potencialmente en la enfermedad. Recordamos que cuando las células se dividen, el telómero no se reproduce por completo debido a las limitaciones de las polimerasas de ADN en completar la replicación de los extremos de las moléculas lineales, lo que lleva a su acortamiento con cada repetición.

Cuando los telómeros se acortan suficientemente, la célula entra en senescencia y duplican sus errores en la mitosis. En las personas, los telómeros se acortan con la edad en todas las células somáticas replicantes que han sido examinadas, incluyendo fibroblastos y leucocitos. Así, la longitud de los telómeros puede servir como biomarcador de la edad biológica, no en la cronológica, de una célula o potencial para la división celular.

El papel de la telomerasa en el estrés

La telomerasa, una enzima celular, añade el ADN telomérico necesario en los extremos del telómero, aunque también tiene funciones directas como protectora. En células T humanas, la actividad de la telomerasa aumenta con la exposición aguda al antígeno, pero disminuye con la estimulación repetida del antígeno y cuando las células se aproximan a la senescencia. En las personas con disqueratosis congénita, enfermedad genética que disminuye la capacidad de sintetizar suficiente telomerasa, se acortan los telómeros y mueren prematuramente de la insuficiencia progresiva de la médula ósea y la vulnerabilidad a las infecciones.

El entorno celular también juega un papel importante en la regulación de la longitud de los telómeros y la actividad telomerasa. Al menos in vitro, el estrés oxidativo puede acortar los telómeros, y los antioxidantes y otros elementos naturales pueden desacelerar el acortamiento. Se ha comprobado un especial daño oxidativo del ADN en leucocitos en mujeres estresadas.

Teniendo en cuenta estos vínculos observados, la hipótesis de que el estrés psicológico crónico puede conducir a un acortamiento telomérico, y a la disminución de la función telomerasa en las células mononucleares de la sangre periférica (PBMCs), es convincente.

Métodos evaluativos

Para estudiar el estrés objetivo (basado en un evento) y subjetivo (basado en la percepción), se examinaron a 58 mujeres premenopáusicas sanas que eran madres biológicas de un niño sano (19 "madres de control" y 39, "madres cuidadoras"). Se predijo que estas últimas tendrían, en promedio, una mayor exposición ambiental al estrés. Las mujeres de ambos grupos completaron un cuestionario estandarizado de 10 preguntas para evaluar el nivel de estrés percibido en el último mes. Este diseño nos permitió examinar la importancia del estrés percibido y las medidas de estrés objetivo (estatus de cuidador y cronicidad del estrés basado en el número de años desde el diagnóstico). Todos los análisis se realizaron controlando la edad porque se quería probar el acortamiento telomérico causado por el estrés, independiente de la edad cronológica de las mujeres, aunque asumiendo que la edad estaba relacionada con la longitud de los telómeros.

Cada sujeto tenía 20-50 años (media = 38 ± 6,5 años) y tenía al menos un niño biológico que vivía con ella. Los sujetos estaban libres de cualquier enfermedad actual o crónica. El uso de anticonceptivos orales fue similar en los grupos de cuidadoras y control. El índice de obesidad fue cuantificado por el índice de masa corporal (IMC): peso (en kilogramos) y altura (en metros). La sangre se extrajo en ayunas en una mañana durante los primeros 7 días de la fase folicular del ciclo menstrual.

La longitud media de los telómeros y la actividad de la telomerasa se midieron cuantitativamente en las CMSP (células mononucleares de sangre periférica) que se almacenaron congeladas a -80°C. Los valores de longitud del telómero se midieron a partir de ADN mediante un ensayo de PCR (reacción en cadena de la polimerasa) cuantitativo que determina la relación relativa entre el número de copias repetidas de telómeros con el número de copias de una sola copia (relación T / S), en muestras experimentales en comparación con una muestra de ADN de referencia. La actividad de la telomerasa se midió mediante el protocolo de amplificación repetida de la telomerasa con un kit comercial y todos los valores utilizados estaban en el intervalo cuantitativo lineal. La vitamina E (alfa-tocoferol) se midió con HPLC (cromatografía líquida) a partir de suero aislado de una muestra de sangre protegida por lámina.

El nivel de F 2 -isoprostanos, una medida confiable del estrés oxidativo, se cuantificó a partir de una muestra de orina nocturna de 12 horas en 44 mujeres (la orina no se recogió en los primeros 14 sujetos) utilizando una Cromatografía / espectrometría de masas y ajustando los niveles de creatinina. Se calculó un índice de estrés oxidativo con la vitamina E que representa el efecto del estrés oxidativo, teniendo en cuenta las defensas antioxidantes.

En cuanto a las mujeres que cuidan hijos pequeños, el nivel de estrés percibido promedio fue significativamente mayor en las cuidadoras que en los controles. Como grupo, las cuidadoras no difirieron de los controles en cuanto a la longitud de los telómeros, la actividad de la telomerasa o el índice de estrés oxidativo, pero la duración de su estrés crónico (número de años como cuidadora) varió enormemente (de 1 a 12 años). De hecho, dentro del grupo de cuidadoras, cuanto más años de cuidado, más corta es la longitud de telómero de la madre, menor es la actividad telomerasa y mayor es el estrés oxidativo.

También encontramos correlaciones significativas entre el estrés percibido y los tres marcadores de envejecimiento celular en toda la muestra de cuidadoras y no cuidadoras. En particular, la longitud del telómero se relacionó con la percepción de estrés tanto en las cuidadoras como en los controles. Por lo tanto, la relación entre el estrés percibido y los telómeros más cortos no es simplemente debido al estrés severo experimentado por muchas de las cuidadoras, sino a la continuidad en los niveles de estrés.

Debido a que la longitud de los telómeros disminuye durante el envejecimiento normal, se pueden estimar los años de envejecimiento que se espera que pasen para llevar a los telómeros a una situación delicada. Por lo tanto, cuando asociamos el acortamiento de los telómeros a los años de envejecimiento, basamos nuestras estimaciones en estudios que promedian el acortamiento de los telómeros a lo largo de la edad adulta.

Así, el acortamiento en el grupo de alto estrés indica que sus linfocitos habían envejecido el equivalente a 9-17 años adicionales, en comparación con el grupo de bajo estrés. Además, el grupo de alto estrés también tuvo una actividad de telomerasa significativamente más baja y mayor estrés oxidativo que el grupo de bajo estrés. La actividad media de la telomerasa, ajustada para el IMC y la edad, fue 48% menor en el grupo con estrés alto.

Discusión

Los mecanismos exactos que conectan la mente con la célula son desconocidos, aunque es bien aceptado que la senescencia celular puede incluir procesos inducidos por el estrés. Los hallazgos actuales sugieren que la senescencia prematura inducida por el estrés en las personas podría estar influenciada por el estrés vital crónico o percibido. Queda por estudiar los beneficios que producen las actividades placenteras y la satisfacción de vivir. Quizá debería haber más psicólogos que escucharan la felicidad de las personas, y no solamente sus pesares.

El estrés psicológico podría afectar el envejecimiento celular a través de al menos tres vías no exclusivas: función o distribución de las células inmunitarias, estrés oxidativo o actividad de la telomerasa. También afectaría al sistema neuroendocrino, pues hay relación entre las hormonas del estrés y el estrés oxidativo. Los glucocorticoides, las hormonas suprarrenales primarias secretadas durante el estrés, aumentan el daño al estrés oxidativo en las neuronas, en parte aumentando el glutamato y el calcio, y disminuyendo las enzimas antioxidantes.

También es notable que, en las mujeres, la angustia se ha relacionado con un mayor daño oxidativo del ADN. En este sentido, es importante señalar la inconveniencia de administrar ansiolíticos y tranquilizantes en situaciones de estrés, físico o mental, pues esto anula aún más la respuesta del organismo para adaptarse a las situaciones conflictivas. Los adaptógenos que ofrece la medicina natural, suelen ser la mejor opción. Cuando se administran adaptógenos y energizantes naturales, la longitud de los telómeros se restablece y la vida se prolonga.

Se desconoce si la resistencia al estrés fisiológico está relacionada con la resistencia al estrés psicológico, pero parece seguro que así sea. Fortaleciendo el cuerpo, haciéndolo resistente, la mente asume el beneficio.

Estas asociaciones entre el estrés y el envejecimiento celular tienen implicaciones clínicamente significativas para la salud humana. Una deficiencia del 50% en la dosificación del gen del ARN de la telomerasa causada por la disqueratosis congénita, es suficiente para provocar la muerte prematura en adultos debido al fracaso de la médula ósea y la vulnerabilidad a las infecciones. En los ancianos, el acortamiento de los telómeros está fuertemente asociado con mayores tasas de mortalidad. Por último, los pacientes con infarto de miocardio temprano tuvieron longitudes de telómeros de leucocitos equivalentes a las típicas de una persona 11 años mayor que los controles, similar a la magnitud del envejecimiento celular acelerado observado en el grupo de alto estrés.

En resumen, el estrés psicológico se asocia con indicadores de envejecimiento celulares acelerado: estrés oxidativo, longitud telomérica y actividad telomerasa en PBMCs.

Quedan muchas preguntas, como si los telómeros más cortos de los leucocitos conducen a una senescencia inmunológica más temprana y se relacionan con telómeros más cortos en otras células proliferativas, como el endotelio cardiovascular.

CAPÍTULO 7

GENES Y TELÓMEROS

La cuestión de si las diferencias en la biología de los telómeros son determinantes importantes del envejecimiento y de la vida entre individuos dentro de una especie, sólo es significativa en especies tales como los seres humanos que tienen una actividad limitada de la telomerasa. Lo que también sabemos es que los ratones con defectos en el gen TERC sufren un acortamiento telomérico y en ratones deficientes en telomerasa de generación posterior, diversos órganos presentan funciones alteradas, lo que demuestra que los telómeros suficientemente cortos tienen un impacto adverso en la función tisular. Así que los experimentos en ratones no pueden responder a la pregunta de si los telómeros alguna vez alcanzan una longitud "crítica", es decir, una longitud que perjudica la proliferación (o posiblemente alguna otra propiedad celular) en cualquier tejido en humanos durante una vida normal.

Las pocas pruebas contundentes que se han realizado en humanos, demostraron que ciertos cambios observados en individuos de mayor edad, como la anemia y la lenta cicatrización de las heridas, consecuencia de alteración en la proliferación celular, era consecuencia anticipada de los telómeros acortados.

A pesar de la falta de pruebas claras de la proliferación deteriorada en el envejecimiento, existe de hecho una buena evidencia para el acortamiento progresivo de telómeros en muchos tipos de células humanas, incluyendo glóbulos blancos periféricos, células de músculo liso, células endoteliales, células epiteliales, y las células adrenocorticales, entre otras. Un ejemplo es de particular interés: la capacidad proliferativa está estrechamente relacionada con la longitud de los telómeros en las células endoteliales. Las longitudes del telómero en las células endoteliales disminuyeron en función de la edad del donante, observándose una mayor disminución en las células aisladas de la arteria ilíaca en comparación con las células de la arteria torácica. La mayor disminución de la longitud de los telómeros se observó en las células que probablemente había sufrido más proliferación in vivo, ya que residían en una parte del sistema vascular donde el flujo sanguíneo podría causar más daño crónico al endotelio.

Por lo tanto, el acortamiento de los telómeros se produce efectivamente en el cuerpo humano durante el envejecimiento. La cuestión, como se ha dicho anteriormente, es si este acortamiento de los telómeros es un determinante de las diferencias en el envejecimiento y la vida entre los individuos.

Dos aspectos de esta cuestión son:

(1) Si la longitud de los telómeros, medida en las poblaciones celulares específicas del cuerpo, se correlaciona con la longevidad o la enfermedad.

(2) Si el acortamiento del telómero en cualquier población celular causa un deterioro funcional de esa población.

En la actualidad las únicas poblaciones de células que han sido sometidas a la profundidad de análisis requerida son glóbulos blancos periféricos y algunos subconjuntos de glóbulos blancos. No obstante, las analíticas teloméricas proporcionan ahora datos muy significativos: las personas que tienen enfermedades crónicas, tienen los telómeros acortados. Las personas que entran en un envejecimiento acelerado, también. Finalmente, los centenarios suelen tener la longitud telomérica óptima.

Varios estudios observacionales han intentado obtener información sobre la cuestión de si el acortamiento del telómero relacionado con la edad en los glóbulos blancos periféricos humanos está asociado con la salud y el estado de la enfermedad. Un estudio concluyó que "en sí mismo, el estatus socioeconómico parece tener un impacto en la dinámica de los telómeros de los glóbulos blancos". Otro estudio de madres de niños con enfermedades crónicas concluyó que "el estrés psicológico se asocia con indicadores de envejecimiento celular acelerado, incluyendo la menor longitud de telómeros". Ambos estudios sugieren una influencia del estado psicológico percibido en la longitud de los telómeros. Por supuesto, el estrés psicológico no necesariamente causa estrés a nivel celular / molecular si el individuo se adapta.

Un eslabón plausible es el sistema endocrino y posiblemente la explicación de las diferencias en la longitud de telómeros en individuos de diferente estado psicológico, se encuentra en las acciones de hormonas como los glucocorticoides que ocasionan la muerte celular y la proliferación celular maligna en el sistema hematopoyético. Sin embargo, y esto debe quedar bien claro, los glucocorticoides son hormonas imprescindibles para la vida y que cuando se incrementan a causa del estrés tienen una función fisiológica protectora no contra el curso de la respuesta de estrés, sino como resguardo, evitando que se generen respuestas de defensa exageradas activadas por el estrés. Cuando la respuesta protectora es continuada y muy alta, se vuelve perjudicial en su intento de mantener la homeostasis amenazada.

Algunos procedimientos clínicos han abordado la cuestión de si los telómeros cortos en los glóbulos blancos periféricos causan deterioro funcional. En receptores de trasplantes de médula ósea, el sistema hematopoyético puede sufrir un dramático acortamiento telomérico, tal vez el equivalente a varias décadas de "envejecimiento". Algunos datos sugieren que los supervivientes a largo plazo de trasplantes de médula ósea, pueden sufrir disfunción inmune como consecuencia de la combinación de la pérdida repentina de la longitud de los telómeros en el momento del trasplante, seguida de un acortamiento normal relacionado con la edad.

Esta área de investigación, es decir, las correlaciones epidemiológicas entre la longitud de los telómeros de células blancas de los telómeros y la longevidad o la enfermedad, es un tema complejo y necesita una revisión general. Un aspecto debe ser mencionado, y es que los cambios globales en la longitud de los telómeros podrían ser el resultado de cambios en subconjuntos de células. Este contexto es de interés, pues la expansión de los linfocitos T está asociada con la mortalidad. Otros linfocitos tienen telómeros más cortos que otros glóbulos blancos del mismo individuo y esto puede estar relacionado con la observación de que la pérdida de la expresión de CD28 también está asociada con la pérdida de capacidad de los linfocitos T para aumentar la actividad de la telomerasa.

Debe recordarse que ningún estudio observacional, ya sea en toda la población de glóbulos blancos o en subconjuntos, puede establecer causa y efecto. Tales estudios, por tanto, de los glóbulos blancos totales como de los subconjuntos de linfocitos T, confirman que pueden tener proliferación celular excesiva, como resultado de diversas causas, lo que conduce al acortamiento del telómero. Lo que es seguro es que el acortamiento telomérico está asociado a la edad, y que ocasiona envejecimiento y caída del cabello, así como aspecto senil de la piel. Estos cambios relacionados con la edad son el resultado de profundas alteraciones en los melanocitos, incluyendo las células madre de melanocitos.

Hay al menos tres preguntas importantes que necesitan ser contestadas:

Primero, necesitamos saber qué longitud de telómero en los tejidos humanos está asociada con deterioro funcional, de órganos, tejidos o poblaciones celulares específicos.

En segundo lugar, debido a la gran heterogeneidad en las longitudes de los telómeros entre las células y entre los diferentes telómeros dentro de las células, necesitamos saber si podría haber deterioro de las células individuales, incluso si no hay un déficit mensurable en la población celular en su conjunto.

Y tercero, no sabemos si la longitud de los telómeros en los glóbulos blancos, o linfocitos T, se correlaciona con la longitud del telómero en otros tejidos.

El acceso a muestras apropiadas de tejido para probar esto es problemático, pues ¿existe una población celular específica en el cuerpo en la que la longitud de telómeros determina directamente las diferencias en la salud, la enfermedad o la tasa real de envejecimiento entre los seres humanos individuales? Esto es posible, pero necesitamos más evidencias.

Telómeros, telomerasa y mutaciones

Otra pregunta importante que se plantea reiteradamente en esta revisión, es si la alta o baja actividad de la telomerasa podría ser un factor que cause una vida más corta o longeva. De hecho, se especula que los telómeros cortos y la falta de telomerasa pueden ejercer un efecto promotor de la longevidad a través de la prevención del cáncer. Esto es un error, pues se confunden las células tumorales con las sanas. Además, no todas las enfermedades mortales son cancerígenas. Como hemos dicho, las células cancerígenas producen y activan su propia telomerasa, por eso sobreviven; no dependen de la propia telomerasa orgánica. Obviamente, los telómeros cortos o la falta de telomerasa no producen un envejecimiento óptimo, sino muy al contrario. El reto es conseguir desactivar la telomerasa solamente en las células tumorales, respetando las sanas.

También es razonable formular la hipótesis de que cualquier especie que haya evolucionado con una tasa de envejecimiento más lenta, también necesitará desarrollar mecanismos para reducir la susceptibilidad a la muerte prematura por cáncer. El telómero corto y la falta de combinación de telomerasa, actúan como un mecanismo supresor de tumores en mamíferos, como se detalla a continuación.

El acortamiento del telómero conduce eventualmente a la senescencia celular, una forma permanente de detención del crecimiento. Se refiere al número de veces que las células normales pueden dividirse antes de que la senescencia sea una constante para una población celular particular, dando así lugar a la idea de un reloj mitótico.

Por lo que sabemos, los procesos de senescencia y acortamiento de los telómeros están estrechamente vinculados y se discutieron a menudo como un solo fenómeno. Posteriormente se hizo evidente que el acortamiento de los telómeros era sólo una de las muchas formas en que las células podían llegar a ser senescentes. Si no nos basamos en el mecanismo de los telómeros, los oncogenes inducidos por la senescencia representan uno de los dos mecanismos por los que la senescencia ejerce un efecto contra el cáncer. El complejo tema de la senectud inducida por oncogenes se ha revisado numerosas veces, sin conclusiones rotundas.

El segundo mecanismo estudiado se refiere a que el acortamiento del telómero en una célula normal no es el factor más determinante, sino que es probablemente la operación de acortamiento de los telómeros en un clon celular progresivamente anormal. El razonamiento de esta afirmación es el siguiente: si un clon celular es normal, sin activación oncogénica, entonces por definición alcanza un estado de telómeros críticamente cortos, momento en el cual la célula deja de dividirse, pero no previene un cáncer. Si el oncogene es activado así como su ADN dependiente, ocurren daños de senescencia, por lo que un telómero acortado no actuaría para prevenir el cáncer.

Por otra parte, es muy probable que en las células en las que se han producido múltiples mutaciones oncogénicas, la limitación de la división celular impuesta por los telómeros acortados sea una forma final del cuerpo para eliminar un clon potencialmente dañino de las células. Este es un estado terminal para el clon, a menos que se escape convirtiéndose en inmortal. Un clon de células que ha evitado ser eliminado por apoptosis, senescencia o diferenciación en muchas generaciones celulares, probablemente ha adquirido mutaciones múltiples.

Las células cancerosas más desarrolladas tienen un gran número de mutaciones y, por ejemplo, en los cánceres colorrectal y de mama humanos tienen un promedio de ~90 genes mutantes, de los cuales se requiere un número algo menor para las propiedades neoplásicas de la célula.

Para simplificar: el acortamiento telomérico provoca enfermedades, envejecimiento acelerado y, finalmente, muerte. Debilitar o impedir el mantenimiento óptimo de los telómeros es un grave error, como lo sería no dar de comer al enfermo para intentar matar así a las células malignas. Ante una enfermedad, el cuerpo debe poseer un adecuado nivel de energía para soportar esa enfermedad, siendo más importante ese nivel energético, que la propia enfermedad. Es como si tratásemos de mejorar un bosque actuando en unas pocas especies arbóreas, en lugar de en su conjunto.

Mecanismos anticáncer

La senescencia puede ser desencadenada por una mutación oncogénica, una proteína que estimula la proliferación celular y desencadena la senescencia. Debido a que tales células han sufrido un acortamiento extremo de los telómeros, alcanzan el estado llamado "crisis". En este estado, los telómeros disfuncionales cortos causan fusiones cromosómicas de extremo a extremo, lo que da lugar a una aneuploidía (cambios en el número de los cromosomas) creciente, catástrofe mitótica, un fallo de la citocinesis, división celular multipolar y aberraciones macroscópicas en el número de cromosomas. La catástrofe mitótica conduce a la detención de la mitosis, o a la formación de células con múltiples núcleos o un solo núcleo gigante, algo que se observa a menudo en los cánceres humanos.

Una pregunta obvia, es por qué los cánceres con telomerasa negativa que tienen una historia de crecimiento auto-limitante, no se observan clínicamente, quizá porque algunos cánceres crecen ampliamente y luego se detienen debido a la falta de telomerasa. Probablemente los cánceres que carecen de telomerasa y no adquieren suficiente actividad telomerasa, nunca crecen lo suficiente como para ser detectables clínicamente. La excepción a esta afirmación puede ser los cánceres dermatológicos, que tienen una mayor probabilidad de ser detectados en etapas muy tempranas. Los pequeños carcinomas de células escamosas pueden carecer de un mecanismo de mantenimiento de los telómeros. En un ser humano un cáncer puede ser clínicamente indetectable, y después de que las células entran en crisis mueren dejando poco rastro de la existencia de la neoplasia.

Hay células de los tumores experimentales que entran en crisis y no mueren por apoptosis, pero finalmente mueren a través de una necrosis no específica que ocurre después de que el tumor deja de agrandarse. A medida que la detección temprana del cáncer mejora, puede ser más común encontrar lesiones malignas muy pequeñas que carecen de mecanismos de mantenimiento de los telómeros.

Si en algún momento durante el crecimiento del clon o en la crisis, las células dentro del clon adquieren un nivel suficiente de actividad telomerasa para el mantenimiento de los telómeros, entonces la crisis puede ser evitada. La mayoría de las células cancerosas han activado mecanismos de mantenimiento de telómeros, principalmente como resultado de una mayor expresión de TERT. Por tanto, la falta de telomerasa, o la falta de actividad telomerasa suficiente para permitir el crecimiento inmortal, ejerce una barrera significativa a la formación de un cáncer letal a partir de un clon de células que de otro modo tiene un conjunto de mutaciones que le dan propiedades cancerígenas.

En las células humanas la combinación de telómeros cortos en las células tumorales y la supresión de la expresión de TERT juntos, proporcionan un mecanismo contra el cáncer. La existencia de este mecanismo anticancerígeno, puede ser un factor que contribuye a la gran diferencia en la susceptibilidad al cáncer. Sin embargo, y en esto debo insistir, la misma combinación de telómeros cortos y la falta de expresión de TERT en las células sanas, podría limitar la capacidad de los tejidos para responder al estrés y la vejez.

El papel potencial de la telomerasa en la terapia celular

A partir de los primeros informes de inmortalización, se especuló que la tecnología podría utilizarse para expandir poblaciones de células para posteriormente hacer un trasplante terapéutico. Esto se consideró particularmente importante para la sustitución de tejidos y órganos dañados durante el envejecimiento. En esta terapia, las células con telómeros acortados se aislarían de un paciente y la longitud de los telómeros se restauraría mediante la expresión de hTERT (telomerasa transcriptasa inversa). La población de células se expandiría en cultivo y luego las células se reintroducirían en el cuerpo para restaurar la función de los tejidos y los órganos. Estas células tendrían propiedades específicas, como las células madre o células modificadas genéticamente.

La combinación de inmortalización y alteración de la expresión génica podría hacer que las células inmortalizadas con hTERT sean particularmente atractivas para la terapia celular y tecnologías relacionadas como la ingeniería de tejidos. Se ha utilizado una variedad de células modificadas con hTERT en terapia celular experimental y un ejemplo reciente es la construcción de vasos sanguíneos diseñados con células de músculo liso que expresan hTERT.

El hTERT no coopera con oncoproteínas conocidas en tumorigénesis y sólo cuando los telómeros se han acortado a un nivel crítico, es cuando la actividad telomerasa es necesaria para el crecimiento continuo del tumor. La pregunta que se debe considerar es si esta modificación de hTERT podría hacer a las células más peligrosas in vivo.

Afortunadamente, en todos los experimentos que se han realizado utilizando células adrenocorticales bovinas y humanas, así como fibroblastos humanos, nunca se observó formación esporádica de tumores a partir de células modificadas por hTERT.

La capacidad de hTERT para ejercer una variedad de efectos que contrarresten la muerte celular es sorprendente y estos efectos han sido manifestados también en animales. En ratones esto protege contra la insuficiencia cardíaca y tiene muchos otros efectos en el sistema cardiovascular y al daño cromosómico causado por la radiación ionizante. Los cambios en la expresión génica en las células modificadas con hTERT les permiten sobrevivir y crecer en sitios en el cuerpo donde de otra forma no crecen, como el espacio subcutáneo, que es en esencia un sitio duro para que incluso las células más robustas sobrevivan.

Conclusiones

El acortamiento telomérico resultante por la ausencia de actividad telomerasa, puede ser un factor en la determinación de algunas propiedades relacionadas con la edad de los órganos en los seres humanos. La reactivación de la telomerasa podría ser útil en algunas formas de terapia celular y no parece presentar un problema de seguridad. Sin embargo, la activación de la telomerasa elimina una barrera para el crecimiento continuo de los cánceres en desarrollo, ya que la falta de actividad telomerasa proporciona una función supresora de tumores. Como hemos dicho, la clave es que las células cancerígenas activan su propia telomerasa.

EPIGENÉTICA

CAPÍTULO 8

EPIGENÉTICA

Los genes nos dan el potencial, pero no determinan el resultado. Todo depende del entorno que decide el resultado final.

¿Qué es la Epigenética?

La epigenética es el estudio de los cambios potencialmente heredables en la expresión génica (genes activos frente a inactivos) que no implican cambios en la secuencia de ADN subyacente -un cambio en el fenotipo sin un cambio en el genotipo- que, a su vez afecta, a cómo las células leen los genes.

El término "epigenética" se utilizó por primera vez para referirse a las interacciones complejas entre el genoma y el medio ambiente que están implicados en el desarrollo y la diferenciación en organismos superiores. En la actualidad, este término se utiliza para referirse a alteraciones hereditarias que no se deben a cambios en la secuencia del ADN. Más bien, las modificaciones epigenéticas o "etiquetas", tales como la metilación del ADN y la modificación de las histonas, alteran la accesibilidad del ADN y la estructura de la cromatina, regulando así los patrones de expresión génica. Estos procesos son cruciales para el desarrollo normal y la diferenciación de distintos linajes celulares en el organismo adulto y pueden ser modificados por influencias exógenas y, como tales, pueden contribuir o ser el resultado de alteraciones ambientales del fenotipo o del patofenotipo, entendiendo como tal los endotipos con el que se agrupa a las personas en base al diseño hormonal que domina en su metabolismo.

En 2006, por ejemplo, se publicaron más de 2.500 artículos relacionados con la epigenética y en 2010, más de 13.000, alcanzando los 17.000 en 2013, sin embargo, este número está hoy en día sobrepasado, extendiéndose los conceptos epigenéticos a campos como la ecología y la psicología. Las medicinas alternativas, por otra parte, quieren insistir en que modificando nuestro entorno y utilizando exclusivamente elementos naturales, podemos silenciar o activar, comportamientos y características heredadas. El problema es que, hasta ahora, la asignatura "epigenética" no está incluida en los planes de estudios médicos.

La falta de una definición clara ha llevado a la confusión y el uso indebido del término, mientras que también hace que la investigación dentro del campo de la epigenética sea difícil de sintetizar y reconciliar. También deberíamos ampliar el campo de estudio de la epigenética a ramas como la química, la física, la ecología e incluso a la psicología, no delegando exclusivamente los experimentos y conclusiones a la biología. Y, como es habitual, aportaremos las sugerencias que proporciona la Medicina Natural -hasta ahora la gran excluida-, en la solución de los problemas de salud mediante la epigenética.

Historia

Para entender el significado del término epigenética, hay que entender el contexto en el que se derivó. Conrad Waddington, quien primero definió el campo en 1942, trabajó como embriólogo y biólogo del desarrollo. En 1947, fundó y dirigió el primer departamento de genética en el Instituto de Edimburgo y más tarde formó su propio grupo de investigación.

Waddington tenía un gran aprecio por la genética y era un importante defensor de la unión de los principios genéticos con otros campos de la biología, como la citología, la embriología y la biología evolutiva; sin embargo, estaba particularmente interesado en la embriología y la genética del desarrollo, específicamente los mecanismos que controlaban la diferenciación celular. En esa época, había dos puntos de vista prevalecientes sobre el desarrollo, ambos derivados del siglo XVII: la preformación, que afirmaba que todas las características adultas estaban ya presentes en el embrión y necesitaban simplemente crecer o desplegarse, y la epigénesis, que postulaba que los nuevos tejidos fueron creados a partir de interacciones sucesivas entre los constituyentes del embrión. Parece ser que esta última conclusión fue la imperante, pero Waddington creía que tanto la preformación como la epigénesis podrían ser complementarias, con una preforma que representa la naturaleza estática del gen y la epigénesis que representa la naturaleza dinámica de la expresión génica. Es por eso que a través de la combinación de estos conceptos acuñó el término epigenética, a la que se refirió como "la rama de la biología que estudia las interacciones causales entre los genes y sus productos que llevan el fenotipo a ser".

Es importante señalar que la genética era todavía un campo joven en ese momento, centrado en el trabajo de Mendel sobre la herencia de los rasgos, con el gen siendo aceptado como la unidad de la herencia; pero poco se sabía acerca de la naturaleza bioquímica del gen o cómo funcionaba. No fue hasta que Beadle y Tatum en 1941, publicaron su trabajo afirmando el concepto de gen y enzima, cuando la comprensión de la función de los genes tomó forma discreta y el trabajo posterior sobre la biología molecular definió la estructura del gen. Esta atmósfera genocéntrica, junto con el esfuerzo emergente para entender la regulación y expresión génica, tuvo una fuerte influencia en la creación de la epigenética, tanto como concepto como campo de estudio, algo que no llegó hasta 2002.

En ese momento, muchos estaban interesados en el proceso de control y expresión génica. Ciertos embriólogos experimentales y genetistas, estudiaron las mutaciones induciendo cambios en el desarrollo a través de la experimentación con productos químicos. Waddington (fallecido en 1975), por otra parte, estaba más interesado en los procesos celulares que provocaron estos cambios, que en los estímulos que los crearon. Una de sus contribuciones más importantes fue su reconocimiento y énfasis en la relación flexible entre el genotipo y el fenotipo, y esta fue una idea que muchos de sus contemporáneos asumieron. Hoy en día, las opiniones de Waddington sobre la epigenética están más estrechamente asociadas con la plasticidad fenotípica, que es la capacidad de un gen para producir múltiples efectos. Pero también acuñó el término *canalización* para referirse a la estabilidad inherente de ciertos fenotipos (rasgos del desarrollo) a través de diferentes genotipos y ambientes.

En 1958, 16 años después de que Waddington acuñara el término, David Nanney publicó un artículo en el que utilizó el término epigenética para distinguir entre diferentes tipos de sistemas de control celular. Propuso que los componentes genéticos eran responsables de mantener y perpetuar una biblioteca de genes, expresada y no expresada, a través de un mecanismo de replicación de plantillas. Luego consideró los componentes epigenéticos como mecanismos auxiliares que controlaban la expresión de genes específicos. Lo más importante es que, además de discutir la variabilidad en los patrones de expresión, Nanney enfatizó el hecho de que los estados de expresión podrían persistir a través de la división celular. Aunque algunos consideran que Nanney empleaba el término epigenético, mientras que Waddington hablaba de *paragenética*, el solapamiento es considerable. Está claro, sin embargo, que la contemplación de Nanney sobre la estabilidad de los estados de expresión celular fue una adición importante a las ideas de

Waddington, que tuvo impactos significativos en la dirección futura de la epigenética.

Definiciones de Epigenética

Como vemos, mientras que Waddington, estaba más interesado en la regulación genética y en las interacciones genotipo-fenotipo, Nanney y Lederberg, lo hacían hacia la estabilidad de los estados de expresión y herencia celular. Aún hoy, esto ha conducido hacia cierta crisis de identidad en la definición.

A lo largo de los años ochenta y noventa, la definición de epigenética se alejó de los procesos de desarrollo y se generalizó. Por ejemplo, una definición de 1982 describe la epigenética como "perteneciente a la interacción de factores genéticos y los procesos de desarrollo a través de los cuales el genotipo se expresa en el fenotipo (Lincoln). Esta definición incluye el término desarrollo, pero su significado parece relacionarse más con el desarrollo del fenotipo que con un significado ontológico. Aunque sólo ligeramente diferente de la definición original de Waddington, esta definición y otras durante este tiempo amplió el significado de la epigenética de manera importante y lo hizo más disponible y aplicable a otros campos, haciendo hincapié en la importancia de los factores genéticos y no genéticos en el control de la expresión génica, mientras que minimiza la conexión con el desarrollo.

En los años setenta y ochenta los experimentos sobre la relación entre la metilación del ADN, la diferenciación celular y la expresión génica, se asociaron más estrechamente a la epigenética. Los trabajos sobre la memoria celular y la metilación del ADN, en particular el hallazgo de que la metilación del ADN tenía fuertes efectos sobre la expresión génica y que estos efectos persistían a través de la mitosis, fueron bien acogidos. Por eso se redefinió la epigenética de una manera más específica y centrada en la *herencia de los estados de expresión* (y no herencia epigenética, en la que no incluía un componente específico sobre la heredabilidad). Hubo quien propuso dos definiciones distintas, insuficientes cuando se utilizaban por separado, pero que abarcaban todos los procesos epigenéticos actualmente reconocidos cuando se tomaban conjuntamente. La primera definición planteaba que la epigenética era "el estudio de los cambios en la expresión génica, que ocurren en organismos con células diferenciadas, y la herencia mitótica de determinados patrones de expresión génica". El segundo indicaba que la epigenética era "la herencia nuclear, que no está basada en las diferencias en la secuencia del ADN." Otros investigadores se refirieron al "estudio de los cambios en la función del gen que son heredables y que no implican el cambio en secuencia del ADN."

La adición de heredabilidad a la definición original de Waddington fue un cambio significativo pues, aunque no excluye la herencia de los estados de expresión, este aspecto no era una parte fundamental del concepto de epigenética. Fue precisamente la incapacidad de explicar estos fenómenos mediante simples explicaciones genéticas, lo que se convirtió en un elemento definitorio de la epigenética. Antes de entender los mecanismos de regulación basados en ARN, y aún en las primeras etapas de la metilación del ADN y las modificaciones de las histonas, el desacoplamiento de genotipo y fenotipo bien definido por la epigenética, consiguió describir perfectamente la desconexión entre un gen y su fenotipo, evitando ya las metáforas. Esto incluía ocasiones en las que la expresión de un gen variaba dependiendo de su localización, su imprinting (un fenómeno genético por el que ciertos genes son expresados de un modo específico que depende del sexo del progenitor), u otras circunstancias, por ejemplo, el establecimiento de centrómeros y la restauración de los telómeros. La "nueva genética" había nacido.

No es difícil encontrar artículos en la literatura científica actual que usen el término epigenética para explicar las definiciones anteriores, u otras nuevas, pero se hace necesario clarificar para que no nos encontremos con un problema similar al concepto de metafísica. Y lo que es peor, una dicotomía dentro del campo de la epigenética.

La epigenética de Waddington describe la interacción de elementos genéticos y citoplasmáticos que producen fenotipos emergentes y aquellos que en las ciencias biológicas se explica como interacciones entre el gen y el ambiente, entre la expresión de fenotipos mediados por el medio ambiente, particularmente en los campos de la ecología. Aquellos que están relacionados con la metilación del ADN, los estados de actividad de la cromatina, la impronta cromosómica, la función centromérica, etc. Hay un interés grande por saber cómo los patrones de expresión persisten a través de diferentes células (mitosis) y generaciones (meiosis). Aunque los mecanismos subyacentes son muy diferentes, todos usan el mismo término: epigenética.

Esta aparente ambigüedad ha dificultado la tarea de identificar los fenómenos epigenéticos y también limita las actividades más avanzadas para determinar cómo se producen los procesos epigenéticos. Parece ser que la semántica está dificultando las investigaciones. A nosotros nos parece sencillo de entender y definir, pero vemos que a muchos científicos les preocupa más dónde enclavar lo que están investigando o que su nombre aparezca de algún modo en la historia.

Parece que el mayor problema es saber si la epigenética de Waddington es igual o complementaria de la epigenética de Holliday, aunque hay quien opina que no están necesariamente relacionadas entre sí. Quizá los movimientos económicos que se están relacionando con ello tengan la culpa, y los genetistas y los laboratorios médicos dedicados a la genética tradicional no están interesados en rectificar sus, hasta ahora, avaladas conclusiones.

El segundo desafío consiste en abordar los problemas metodológicos que se han acumulado dentro del campo de la epigenética a lo largo del tiempo, debido a la ausencia de una definición clara. En lugar de construir a partir de los primeros principios claros, el campo de la epigenética sigue siendo una trampa para desconcertar a los nuevos estudiosos y evitar que descalifiquen las categorizaciones y justificaciones que se desarrollaron anteriormente. Trabajar hacia atrás para reevaluar los primeros principios de la epigenética, ayudará a poner el campo en una pista más fuerte y esperanzadamente permitirá que la investigación florezca.

Así que Bird en 2007, propuso que la epigenética podría ser redefinida como "la adaptación estructural de las regiones cromosómicas para registrar, señalar o perpetuar estados de actividad alterados". Posteriormente, en 2014, ofreció el término "memigenética" para denotar estados de expresión que son heredables. Quizá podríamos redefinir la epigenética como "el estudio de los fenómenos y mecanismos que causan cromosomas vinculados, y los cambios heredables a la expresión de genes que no dependen de los cambios en la secuencia de ADN". Esta definición no excluye a priori ninguna unidad de herencia, incluyendo genes que codifiquen proteínas, telómeros, centrómeros, productos génicos de ARN funcionales, orígenes de replicación, inestabilidades del genoma, o cualquier otra cosa que pueda manifestar un fenotipo. Se incluye igualmente el concepto de memoria hereditaria (más que "herencia"), y en el desarrollo se habla por vez primera de la influencia del estrés en la madre embarazada y sus descendientes.

Estos factores genéticos que son determinados por el ambiente celular en lugar de por la herencia, intervienen en la determinación de la ontogenia (desarrollo de un organismo, desde la fecundación del cigoto en la reproducción sexual hasta su senescencia, pasando por la forma adulta) y que igualmente interviene en la regulación heredable de la expresión genética sin cambio en la secuencia de nucleótidos. Se puede decir – simplificando- que la epigenética es el conjunto de reacciones químicas y demás procesos que modifican la actividad del ADN, pero sin alterar su secuencia.

Las modificaciones epigenéticas pueden manifestarse comúnmente, como cuando las células se diferencian para llegar a ser células de la piel, las del hígado, las cerebrales, etc. En ocasiones, estos cambios pueden tener efectos perjudiciales, resultando en enfermedades como el cáncer.

El silenciamiento de los genes, ocasionado por modificaciones en el ADN y ARN, puede iniciar y mantener el cambio epigenético. Tan importantes son estos cambios que muchos de los trastornos humanos y enfermedades mortales, pueden ser debidos a esto. En ocasiones, los genes se activan, dando lugar a enfermedades latentes. Sin embargo, la medicina predictiva, aquella que "predice" las enfermedades que se van a desarrollar – dentro de un marco de probabilidades-, desdeña las posibles modificaciones genéticas ocasionadas por el entorno del individuo. Como ejemplo pernicioso, es el daño que ocasionaron a la actriz Angelina Jolie para que permitiera una doble mastectomía y posteriormente la extirpación de los ovarios.

Más sugestiva –y plausible- es la posibilidad de restaurar el acortamiento telomérico relacionado con el crecimiento tumoral y los cambios disruptivos en la expresión génica. Mediante ejercicios de pensamiento positivo o mindfulness, algunos investigadores descubrieron que aquellos que participaron en estas terapias mantuvieron su longitud de telómeros. No es el único recurso terapéutico, pero parece adecuado. La influencia epigenética quedaba demostrada.

Evolución hasta la epigenética actual

Lo que comenzó como una amplia investigación centrada en la combinación de la genética y la biología a cargo de científicos muy respetados, incluyendo Conrad H. Waddington y Ernst Hadorn –ya mencionados- a mediados del siglo XX, ha evolucionado en el campo que actualmente se refieren como epigenética. El término epigenética inicial describía la influencia de los procesos genéticos en el desarrollo. Durante los años noventa se produjo un renovado interés por la asimilación genética y esto condujo a la observación en la cual el estrés ambiental causaba la asimilación genética de ciertas características fenotípicas. Desde entonces, los esfuerzos de investigación se han centrado en desentrañar los mecanismos epigenéticos relacionados con estos tipos de cambios.

Actualmente, la metilación del ADN (un mecanismo epigenético usado por las células para controlar la expresión génica) es una de las modificaciones epigenéticas más ampliamente estudiadas y bien caracterizadas que datan de los estudios realizados por Griffith y Mahler en 1969, que sugieren que la metilación del ADN puede ser importante en la función de memoria a largo plazo. Otras modificaciones importantes incluyen la remodelación de la cromatina (complejo de ADN y proteínas dentro del núcleo de células de mamíferos), las modificaciones de las histonas (proteínas básicas que se unen al ADN) y los mecanismos de ARN no codificantes. Este ARN no codificante, formado de pequeños trozos, se puede unir a moléculas específicas de ARN e impedir que las células usen ARN para elaborar una proteína o funcionar de otras maneras. El ARN no codificante, que se puede usar para bloquear la producción de las proteínas que la célula necesita para crecer, está asociado al silenciamiento de genes y se considera actualmente como elemento para iniciar y mantener el cambio epigenético.

Otra fuente de estudio es la relación entre los cambios epigenéticos y una serie de enfermedades incluyendo varios tipos de cáncer, trastornos mentales, inmunológicos, neuropsiquiátricos y pediátricos. Puesto que se trata de un hecho regular y natural, también puede ser influenciado por varios factores, incluyendo la edad, el medio ambiente, el estilo de vida y el estado de la enfermedad. Las modificaciones epigenéticas pueden manifestarse tan comúnmente como la forma en que las células terminalmente se diferencian hasta llegar a ser células diferentes. O, el cambio epigenético puede tener efectos más perjudiciales que pueden resultar en enfermedades como el cáncer.

Complementariamente, podemos decir que:

La epigenética controla los genes y ciertas circunstancias en la vida pueden hacer que los genes sean silenciados o expresados con el tiempo. En otras palabras, pueden ser apagados (volverse latentes) o encendidos (estar activos).

La epigenética nos rodea. Lo que comemos, dónde vivimos, con quién interactuamos, cuándo y dónde dormimos, cómo nos movemos, incluso el envejecimiento, todo esto pueden eventualmente causar modificaciones químicas alrededor de los genes que los activarán o desactivarán con el tiempo. Además, en ciertas enfermedades como el cáncer o el Alzheimer, varios genes quedarán modificados, lejos del estado normal y saludable.

La epigenética determina lo que somos ahora. A pesar de que todos somos humanos, ¿por qué algunos de nosotros tenemos el pelo rubio o la piel más oscura? Bien, esto parece ser cosa de la genética. Pero ¿por qué algunos de nosotros odiamos el sabor de las setas o berenjenas? ¿Por qué algunos de nosotros somos más sociables que otros? ¿Por qué cambiamos con el tiempo y lo que antes nos gustaba ahora nos aburre? De esto sabe mucho el mundo social y familiar.

Las diferentes combinaciones de genes que se activan o desactivan es lo que hace que cada uno de nosotros sea único. Además, hay indicios de que algunos cambios epigenéticos pueden ser adquiridos a causa del entorno próximo o ¿quizá también por el lejano?

Con más de 20.000 genes, ¿es posible predecir el resultado de las diferentes combinaciones de genes que se activan o desactivan? Quizá para la mente humana no, pero piensen en los ordenadores de ahora y en los del futuro. Será tan fácil como cuando una vulgar calculadora nos da la respuesta en segundos. Los arreglos posibles son enormes. Cuando podamos correlacionar cada causa y efecto de las diferentes combinaciones, y si pudiéramos revertir el estado del gen para mantener el bien eliminando lo malo, entonces podríamos teóricamente curar el cáncer, disminuir el envejecimiento, detener la obesidad y hasta, quizá, ser felices.

Epigenética y el medio ambiente

Nuestro estilo de vida está ya influyendo en las nuevas generaciones que nos acompañan y en las aún no nacidas estamos dejando una impronta determinante. Les estamos haciendo ya su biografía, sus habilidades y temores.

Afortunadamente, el estudio de la epigenética está creciendo rápidamente y con él la comprensión de que tanto el medio ambiente como el estilo de vida individual, también pueden interactuar directamente con el genoma para influir en el cambio epigenético. Estos cambios pueden reflejarse en diversas etapas de la vida de una persona e incluso en generaciones posteriores. Por ejemplo, los estudios epidemiológicos humanos han proporcionado pruebas de que los factores ambientales prenatales y postnatales tempranos influyen en el riesgo adulto de desarrollar varias enfermedades crónicas y trastornos del comportamiento. Ya no hablaríamos de enfermedades genéticas y ni siquiera congénitas, sino epigenéticas, absolutamente controlables. Los estudios han demostrado que los niños nacidos durante el período de la hambruna holandesa de 1944-1945 han aumentado las tasas de enfermedad coronaria y la obesidad después de la exposición materna a la hambruna durante el embarazo temprano, en comparación con los no expuestos a la hambruna. Se encontró que la metilación del ADN del gen del factor II de crecimiento similar a la insulina (IGF2), un locus (marcador) epigenético bien caracterizado, estaba asociada con esta exposición. Asimismo, se ha demostrado que los adultos que estuvieron expuestos prenatalmente a condiciones de hambre, tienen una incidencia significativamente mayor de esquizofrenia.

Es importante destacar que la programación epigenética tiene un papel crucial en la regulación de los genes de pluripotencia, que se vuelven inactivos durante la diferenciación. Ya que todos los órganos contienen más de un tipo celular, la célula más adecuada en terapia regenerativa sería una célula madre que: 1) posea una alta capacidad de autorrenovación y potencial regenerativo y 2) sea capaz de generar tejidos con células de las tres capas germinales (por ejemplo, parénquima, tejido conectivo, vasos, tejido nervioso, etc.). Las células que cumplen estos requisitos serían células pluripotentes.

Aquí, revisamos los mecanismos principales en la regulación epigenética, siendo destacable el papel de las modificaciones epigenéticas estables a largo plazo que implican la metilación del ADN. Es importante entender el papel de los retos nutricionales y ambientales en la herencia generacional y las modificaciones epigenéticas, concentrándonos en ejemplos que se relacionan con enfermedades cardiovasculares complejas, especialmente los mecanismos por los cuales la homocisteína modifica las marcas epigenéticas. Recordamos que la homocisteína es un aminoácido azufrado importante en la transferencia de grupos metilos en el metabolismo celular, y que es considerado factor influyente en el desarrollo de enfermedades cardiovasculares y cerebrovasculares. También y esto es lo más importante, veremos las posibilidades de modificar las etiquetas epigenéticas adquiridas terapéuticamente, analizando los elementos actualmente disponibles y especulando sobre las direcciones futuras.

Secuencia de ADN y heredabilidad

Entender por qué algunos genes se activan o desactivan es ciertamente menos misterioso desde que nació el campo de la epigenética, en gran parte debido a la identificación de genes reguladores y las interacciones gen-proteína. Estos hallazgos explican mucho los cambios en la expresión génica de Waddington, aunque persiste la dificultad en las consecuencias de la heredabilidad, los componentes reguladores que están codificados por el ADN. Sin embargo, la epigenética requiere que el estado de la expresión génica, no sólo los componentes necesarios para la expresión génica, sea heredable y que no dependa de la secuencia del ADN. Explicaremos algunos conceptos confusos:

El término *dependencia* se refiere a cualquier molécula que no pueda existir en ausencia de ADN. Sin embargo, la capacidad de la misma secuencia de ADN para producir diferentes perfiles de expresión sin un cambio de pares de bases, muestra una falta de dependencia de la secuencia primaria porque algo fuera de la secuencia debe estar controlando la expresión.

Una *secuencia* de ADN podría referirse a las regiones eucromáticas que contienen las secuencias que componen los genes y codifican las proteínas, y que son las responsables de producir la mayoría de las proteínas vitales para la supervivencia y la función celular. Las secuencias repetitivas, como aquellas presentes en la heterocromatina, han sido denominadas como ADN basura. Y si es basura ¿para qué estudiarlo? Pero es probable que su función es mal entendida, y que las herramientas para investigarlas no están desarrolladas. Recientemente han aparecido pruebas de que otros aspectos del ADN, aparte de la secuencia de pares de bases dentro de las regiones génicas, son importantes para la expresión génica. Quizá deberíamos redefinir qué es un gen.

Algo muy importante, a menudo pasado por alto, de la secuencia de ADN es la *localización*, que puede afectar la expresión génica tanto en regiones codificantes como no codificantes. Así que mover una secuencia génica a una localización diferente dentro del genoma puede afectar su expresión y ahí entra la epigenética.

Pero el término más conflictivo es el de *heredabilidad*, pues ha complicado definir qué es la epigenética y su posterior estudio. Y es que el tiempo es tan importante como el principio de algo, y el estímulo prolongado o fugaz, determina los cambios. No se puede exigir que los cambios expresivos persistan a través de la mitosis y / o meiosis para que un fenotipo sea considerado epigenético.

Cuando algo es heredable, puede referirse también a la transferencia de moléculas que no son del ADN, ya sean grupos metilo, histonas o compuestos citoplásmicos. Esto ocurre porque se confunde herencia con transferencia de moléculas y parece que resulta difícil discernir entre los cambios en la expresión génica debido a la herencia de un estado de expresión y los debidos a una reacción en tiempo real a un estímulo. Un ejemplo es cuando una célula u organismo padre experimenta un estímulo que causa un patrón de expresión específico y luego un patrón de expresión similar es también evidente en la descendencia, sin que la descendencia haya experimentado el estímulo inicial.

Si las células germinales responden a un estímulo experimentado por el progenitor, no existe barrera entre el estímulo y la descendencia porque la expresión en las células primordiales de la descendencia futura también se ven afectadas directamente.

Cualquier estímulo que impacte a una mujer embarazada puede afectar a la madre, al feto y las células germinales del feto, incluso a dos generaciones adicionales de hijos potenciales. Ello implica que habría que mostrar una similitud de expresión entre la madre y su bisnieta para verificar una posible conexión epigenética. Por ello, si el patrón de expresión de la célula germinal original fuera evidente en la descendencia, es porque habría una persistencia a través de la mitosis.

La principal dificultad radica en identificar el mecanismo de la herencia. Si es cierto que los compuestos responsables de perpetuar un patrón de expresión tienen que estar estrechamente asociados con el ADN, como en la metilación y la modificación de la cromatina, habría que considerar que la transferencia de compuestos citoplásmicos produce realmente un efecto sobre la expresión génica.

Metilación del ADN

La metilación del ADN es un mecanismo epigenético que se produce mediante la adición de un grupo metilo (CH_3) al ADN, modificando así con frecuencia la función de los genes. Estos grupos metilo se proyectan en el surco principal del ADN e inhiben la transcripción.

Igualmente importante en la desmetilación del ADN, en la eliminación de un grupo metilo. Este proceso es necesario para la reprogramación epigenética de los genes y también está directamente involucrado en muchos mecanismos importantes de la enfermedad, como la progresión del tumor. Como hemos explicado, esta desmetilación puede ser pasiva o activa, o una combinación de ambas.

Debido a su heredabilidad, la metilación del ADN es un poderoso medio para suprimir la expresión de genes no deseados o excesivos. Dada la naturaleza aleatoria de la inactivación del cromosoma X, las mujeres portadoras pueden mostrar una amplia variación en la expresión fenotípica de los trastornos ligados al cromosoma X.

Recientemente se ha descubierto un nuevo mecanismo que implica la desmetilación específica del ADN en respuesta a la estimulación hormonal. La supresión transcripcional efectuada por reguladores puede ser aliviada por la desmetilación inducida por la hormona paratiroidea (PTH) de los promotores CpGs.

Este mecanismo inducido por la hormona contrasta con los mecanismos de reparación y extirpación, ya que está dirigido a un promotor específico por acción hormonal y no requiere desaminación. Aunque se necesitan más estudios para confirmar estos mecanismos, el concepto de hormona inducida por la metilación de conmutación añade un nuevo giro a la regulación epigenética.

Homocisteína y reacciones de metilación

Otros modificadores de la metilación también pueden influir en las etiquetas epigenéticas. Por ejemplo, se demostró que el estado dietético de la colina (un precursor de betaína que participa en las vías independientes de folato en la síntesis de metionina) afecta a la metilación del ADN. Además, en un estudio se demostró que la suplementación con betaína atenuaba la formación y el crecimiento de la lesión aterosclerótica.

La regulación de la producción de óxido nítrico vascular, puede influir tanto en la aterogénesis como en la trombosis. En este sentido, y puesto que el óxido nítrico es considerado como una molécula moduladora del tono vascular que se produce durante la conversión de L-arginina a L-citrulina, debemos considerar su papel esencial en la relajación del musculo liso, la neurotransmisión y la citotoxicidad celular inmune.

La homocisteína está bioquímicamente ligada a la principal marca epigenética que se encuentra en el ADN. Aunque el aumento de los niveles circulantes de homocisteína son un factor de riesgo para la enfermedad vascular, los ensayos clínicos recientes que usaron folato y / o otras terapias de vitamina B para reducirla, no lograron reducir las tasas de eventos cardiovasculares, por lo que dudan sobre el papel causante directo de la homocisteína en la enfermedad vascular.

Hay muchos ejemplos in vivo que sugieren que los niveles de homocisteína (Hcy) pueden modular la metilación global del ADN y varios estudios apoyan el concepto de que la hipometilación del ADN puede ser responsable, en parte, de las complicaciones vasculares asociadas con el aumento de los niveles circulantes de Hcy. En pacientes con insuficiencia funcional renal (y alteración de la eliminación de homocisteína), aumenta el riesgo de enfermedad vascular.

La metilación aberrante del ADN global es sólo un índice del potencial de la desregulación epigenética. Son importantes la tasa de crecimiento celular y la replicación del ADN, la accesibilidad a la cromatina, la disponibilidad local de AdoMet (S-adenosil metionina), los factores nutricionales incluyendo la suplementación con folato, la duración y el grado del estado hiperhomocisteina, los procesos inflamatorios, las dislipidemias, el estrés oxidativo y el envejecimiento.

CAPÍTULO 9

DAÑOS EPIGENÉTICOS

Por campos electromagnéticos (EMFS) y frecuencias extremadamente bajas (ELF)

La energía de las ondas electromagnéticas está contenida dentro de paquetes de "cuantos" indivisibles que tienen que ser radiados o absorbidos como un todo.

Sensibilidad eléctrica (ES), sensibilidad electromagnética, sensibilidad EMF, electrosensibilidad, hipersensibilidad electromagnética (EHS), intolerancia a los campos electromagnéticos, hipersensibilidad a la electricidad, enfermedad por microondas, enfermedad por radiación, enfermedad por ondas de radio... muchos términos diferentes que se utilizan para describir esta condición. El término global será sensibilidad electromagnética.

El profesor Olle Johansson de Suecia, uno de los principales científicos que trabajan en esta área, define la sensibilidad eléctrica como un deterioro funcional que significa diferentes cosas para diferentes personas.

A medida que las sociedades se industrializan y la revolución tecnológica continúa, ha habido un aumento sin precedentes del número y la diversidad de campos electromagnéticos (CEM). Estas fuentes incluyen las unidades de visualización de vídeo (VDU) asociadas con los ordenadores, los teléfonos móviles y sus estaciones base. Aunque estos dispositivos han hecho nuestra vida más rica, más segura y más fácil, han estado acompañados por preocupaciones sobre los posibles riesgos para la salud debido a las emisiones electromagnéticas.

No existe una definición ampliamente aceptada y la Organización Mundial de la Salud (OMS) declara sobre el este tema: "La EHS se caracteriza por una variedad de síntomas no específicos, que afecta a individuos y que se atribuye a la exposición a los campos electromagnéticos." El enunciado "que se atribuye a la exposición a los campos electromagnéticos", también da fe de la controversia en torno a este tema.

La OMS reconoce que existen estos síntomas pero no les atribuye, al menos de forma oficial, a la exposición a campos electromagnéticos, algo que para las personas afectadas, es totalmente indignante. La investigación sobre los efectos sanitarios de la exposición a estos campos comenzó en serio en la década de 1960 y continúa hasta nuestros días.

En la actualidad existe una enorme cantidad de evidencias que acreditan los efectos adversos para la salud de los campos electromagnéticos, pero la conciencia pública e incluso académica, sigue siendo muy pobre.

Desde hace tiempo, un gran número de personas han manifestado una gran variedad de problemas de salud que se relacionan con la exposición a los CEM (Campos electromagnéticos). Mientras que algunas personas hablan de síntomas leves y reaccionan evitando los campos de la mejor manera posible, los demás están tan severamente afectados que han tenido que dejar el trabajo y cambiar a otro estilo de vida.

Esta sensibilidad ha creado una mala fama hacia la radiación electromagnética EMF, que se denomina "hipersensibilidad electromagnética" o EHS.

Campos magnéticos estáticos

Existen pocos estudios sobre los efectos de los campos eléctricos estáticos. Según los resultados obtenidos hasta el momento, los únicos efectos agudos están asociados con movimiento del vello cutáneo y malestar provocado por descarga de chispas. No existen investigaciones efectivas acerca de los efectos crónicos o retardados de los campos eléctricos estáticos y se cree que sólo es probable que se produzcan efectos agudos cuando existe movimiento en el campo, como el desplazamiento de una persona o en el movimiento corporal interno, como el flujo sanguíneo o los latidos cardíacos. Una persona que se desplace en un campo de más de 2 T (T=inducción magnética) puede tener sensaciones de vértigo y náuseas, acompañadas en algunos casos por un sabor metálico en la boca y percepciones de destellos luminosos. Aunque sólo son temporales, esos efectos pueden incidir en la seguridad de las personas que ejecutan operaciones delicadas.

Los campos magnéticos estáticos influyen en las cargas eléctricas que se mueven con la sangre, como los iones, y generan corrientes y campos eléctricos alrededor del corazón y los grandes vasos sanguíneos, que pueden alterar ligeramente la circulación de la sangre. Entre los efectos posibles cabe mencionar ligeras alteraciones de los latidos cardíacos y un aumento del riesgo del ritmo cardíaco anormal (arritmia), que pueden poner en peligro la vida del paciente (como la fibrilación ventricular). Sin embargo, estos efectos agudos sólo tienden a producirse en caso de exposición a campos de más de 8 T.

Hasta el momento no se ha podido determinar si existen consecuencias sanitarias a largo plazo incluso en el caso de exposición a campos cuya intensidad se mide en *militeslas*, porque no se han realizado estudios epidemiológicos adecuados y a largo plazo con animales. Por ejemplo, no es posible clasificar la carcinogenicidad de los campos magnéticos estáticos para los seres humanos. La falta de preparación médica es la causa del retraso en estos estudios.

Los síntomas más comúnmente experimentados incluyen síntomas dermatológicos (enrojecimiento, hormigueo y sensación de ardor), así como síntomas de neurastenia y vegetativos (fatiga, cansancio, dificultades de concentración, mareos, náuseas, palpitaciones del corazón y trastornos digestivos). El conjunto de síntomas no es parte de ningún otro síndrome reconocido, así que la relación causa-efecto queda comprobada.

La EHS se asemeja a la sensibilidad química múltiple (MCS), otro trastorno asociado con las exposiciones ambientales de bajo nivel a los productos químicos. Eléctricamente, las personas sensibles reaccionan a los ordenadores, televisión, equipos de radio y música, las luces fluorescentes, los teléfonos, los sistemas de seguridad electrónicos, las herramientas eléctricas, las máquinas de costura eléctricas, los calentadores eléctricos y los trenes eléctricos.

Electromagnéticamente las personas sensibles son normalmente sensibles a los perfumes, los pesticidas, los disolventes, los limpiadores fluidos, los productos petroquímicos, el diesel y el formaldehido. También reaccionan a las partículas aerotransportadas y ciertas comidas.

Tanto EHS como MCS se caracterizan por una serie de síntomas no específicos que carecen de base toxicológica o fisiológica aparente o verificación independiente.

Un término más general para la sensibilidad a factores ambientales es la Intolerancia Ambiental Idiopática (IEI), que se originó a partir de un taller convocado por el Programa Internacional sobre Seguridad Química (IPCS) de la OMS en 1996, en Berlín.

IEI es un descriptor sin ninguna implicación de etiología química, sensibilidad inmunológica o susceptibilidad EMF, que incorpora una serie de trastornos que comparten síntomas sin explicación médica, no específicos, similares y que afectan negativamente a las personas. Sin embargo, el término de EHS es de uso común y se sigue utilizando.

Estudios sobre personas con EHS

Ciertos estudios han sido realizados en personas con EHS que fueron expuestas a campos electromagnéticos similares a los que se atribuyen la causa de sus síntomas. El objetivo era provocar síntomas en condiciones controladas de laboratorio.

La mayoría de los estudios indican que las personas con EHS no pueden detectar la exposición a los CEM (Campos electromagnéticos) con más precisión que los no-EHS. Los estudios doble ciego controlados siempre han dado resultados controvertidos.

Se ha sugerido que los síntomas que experimentan algunas personas con EHS pueden surgir de factores ambientales no relacionados con EMF (Radiación electromagnética). Los ejemplos pueden incluir "parpadeo" de luces fluorescentes, el brillo y otros problemas visuales con las pantallas de ordenadores, y un mal diseño ergonómico de las estaciones de trabajo. Otros factores que pueden desempeñar un papel, incluyen la mala calidad del aire interior o el estrés en el lugar de trabajo o condiciones de vida.

Los médicos, en ocasiones, alegan que hay algunos indicios de que estos síntomas pueden ser debidos a pre-existentes condiciones psiquiátricas, así como a reacciones de estrés como consecuencia de la preocupación de efectos sobre la salud de los CEM, en lugar de la exposición a los CEM en sí. El enfermo, siempre según su erróneo criterio, estaría convencido del origen de su mal, quizá por haber leído noticias alarmistas, especialmente de quienes venden herramientas para "eliminar" los campos electromagnéticos que nos rodean. Sin embargo, basta que recordemos el uso desafortunado de las amalgamas de aleación de mercurio puestas en la boca de millones de pacientes, en apariencia inofensivas, para darnos cuenta cómo algunos científicos minimizan los severos daños producidos por los agentes contaminantes. Una vez que se demuestra, todo el mundo pide disculpas. Y no nos podemos olvidar del gas freón de los frigoríficos, el amianto y el teflón antiadherente, antaño elementos inocuos que el tiempo, y los muertos, demostraron que eran venenos para el ser humano, aunque en su momento fueron considerados por los "científicos", como inofensivos.

Datos

Evidencia de efectos neurológicos de la RFR

Los efectos neurológicos de la RFR (Radiación de la radiofrecuencia) publicados entre 2007 y mediados de 2012, se perfilan. De ellos, 98 (63%) mostraron efectos y 57 (37%) no mostraron efectos.

Evidencia para la leucemia infantil:

Excepto la radiación ionizante, ningún otro factor ambiental se ha establecido tan firmemente como factor de riesgo en la leucemia infantil.

De ser así, se confirmaría la insistencia sobre la afectación primaria del sistema inmune. Hay suficiente evidencia a partir de estudios epidemiológicos de un mayor riesgo de exposición a los campos magnéticos de frecuencia industrial EMF que no se pueden atribuir a la casualidad, los sesgos o factores de confusión.

Por lo tanto, de acuerdo con las reglas de la IARC (Agencia Internacional para la Investigación del Cáncer), estas exposiciones puede ser clasificadas como un carcinógeno del Grupo 1 (carcinógeno conocido).

Melatonina

Los 13 estudios residenciales y ocupacionales epidemiológicos publicados, consideran que la alta exposición ELF MF (Campos magnéticos de frecuencia extremadamente baja) puede resultar en la disminución de la melatonina. Una nueva investigación indica que la exposición ELF MF, in vitro, puede disminuir significativamente la actividad de la melatonina a través de efectos sobre MT1, un receptor importante de la melatonina.

Aunque no afectan per se la supervivencia, la exposición prolongada ELF MF altera la morfología de las células proliferativas y diferenciadas, y deteriora significativamente la homeostasis antioxidativa y el contenido de tiol, desencadenando un aumento en la carbonilación de proteínas.

Enfermedad de Alzheimer (EA)

Ahora hay pruebas de que los altos niveles del beta amiloide periférico son un factor de riesgo para la EA y que la alta exposición a los campos magnéticos (MF) puede aumentar el beta amiloide periférico.

ADN y estrés

Las proteínas del estrés y el ADN actúan como una antena fractal para la RFR. La estructura espiral de la bobina de ADN en el núcleo hace que la molécula reaccione como una antena fractal para una amplia gama de ADN, haciéndolos particularmente vulnerables a los daños por EMF. El mecanismo implica la interacción directa de los campos electromagnéticos (CEM) con la molécula de ADN.

La respuesta al estrés por el móvil activado, es un mecanismo para que las células expuestas a una amplia gama de frecuencias de EMF estimulen las proteínas de estrés (lo que indica un asalto a la célula). Los doctores Lai y Singh descubrieron roturas en la cadena del ADN expuesto a la radiación de radiofrecuencia dentro de los niveles considerados "seguros" en EE.UU., Reino Unido y Canadá.

El problema es que la vida en la Tierra no evolucionó con protecciones biológicas o respuestas biológicas de adaptación a estas exposiciones a radiaciones EMF. El cuerpo humano no está preparado para ello.

Calefacción

Los EMF dañan a las células menos que la calefacción eléctrica convencional.

Células madre

Las células madre humanas no se adaptan a las exposiciones crónicas a microondas no térmico (no se puede reparar el ADN dañado), y el daño al ADN en los genes en otras células generalmente no se repara de manera eficiente. Los efectos no térmicos de las microondas dependen de diversos parámetros biológicos y físicos que deben tenerse en cuenta en el establecimiento de las normas de seguridad.

Nuevas evidencias sugieren que el concepto SAR (Specific Absorption Rate), esto es, el nivel de exposición a radiación de un terminal, que ha sido ampliamente adoptado por las normas de seguridad, no es útil para la evaluación de riesgos para la salud de las microondas no térmicas de la comunicación móvil. Otros parámetros de exposición, tales como la frecuencia, la modulación, la duración y la dosis, deben tenerse en cuenta.

Las frecuencias de resonancia pueden ocasionar efectos biológicos en muy bajas intensidades comparables a la estación base (torre de telefonía) y otras fuentes de microondas utilizadas en las comunicaciones móviles.

Polimerasa

La enzima Polimerasa I, que tiene como una de sus funciones la reparación de daños causados en el ADN, así como su replicación, ve interferida su acción por las ondas electromagnéticas pudiéndose producir mutaciones.

Miastenia

La miastenia, un trastorno de transmisión neuromuscular que conduce a debilidad fluctuante y cansancio anormal y fatiga, se atribuye al bloqueo de receptores de acetilcolina como consecuencia de las radiaciones.

Polimiositis

Puede originarse igualmente Polimiositis de carácter leve. Esta enfermedad inflamatoria relativamente infrecuente, conlleva debilidad, hinchazón, sensibilidad y daño en los músculos, perteneciendo al grupo de las miositis.

Cómo los folatos afectan a la Epigenética

Existen tres factores nutricionales que afectan de distinta manera a la epigenética más que otros: los folatos, metionina y S-adenosilmetionina (SAMe). Estos tienen un impacto muy poderoso en la misma".

Los folatos son promotores de la recaptación de serotonina. Sin embargo, incluso si una persona es submetilada y tiene un problema relacionado con la actividad de tener bajos niveles de serotonina, como depresión o ansiedad, no deben suministrarse folatos. La razón de esto es que si los proporciona, su metilación mejorará y el paciente realmente empeorará.

La razón de que podría empeorar se debe a que, en términos epigenéticos, los folatos actúan como inhibidores de la desacetilasa y presentan una actividad serotoninérgica mucho más baja.

La mayoría de las personas que padecen autismo no tendrán un problema de serotonina y se mejorarán con el folato de metilo. Sin embargo, un 10 % de los niños y adultos autistas tiene un problema con los niveles de serotonina, y tendrá un retroceso severo si se le administra folato de metilo.

Según un informe: "Hemos atendido miles de pacientes que tenían depresión submetilada. He visto más de 3.000 casos de depresión clínica. Tengo esta enorme base de datos. El mayor fenotipo... es la submetilación. Pero si les proporcionara cualquiera forma de folato, empeorarían. Su metilación mejoraría, ellos empeorarían, porque tiene un impacto dramático en la recaptación de serotonina.

En contraste, la metionina y SAMe son inhibidores naturales de la recaptación de serotonina. Básicamente, hacen lo mismo que Prozac y Paxil, pero los folatos tienen el efecto contrario. Estos últimos son maravillosos si quiere disminuir el nivel de dopamina en las personas que padecen esquizofrenia o las personas que tienen altos niveles de ansiedad -personas sobremetiladas-. Lo que parece contradictorio porque los folatos son excelentes agentes metilantes.

Para reiterar, algunas personas submetiladas son intolerantes a los folatos, y algunas personas sobremetiladas se desarrollan con folatos a pesar de que estos mejoran la metilación.

CAPÍTULO 10

DAÑOS EPIGENÉTICOS POR ADITIVOS ALIMENTARIOS

No todos los aditivos son perjudiciales, aunque nos gustaría que no fueran necesarios. En el ideario social existe la creencia de que están ahí para contaminarnos y que las grandes empresas no tienen escrúpulos a la hora de incorporarlos a los alimentos. Esto no es así, y la finalidad es al contrario: se incorporan para que podamos llevar a nuestra boca alimentos libres de organismos y sustancias potencialmente peligrosas.

El mayor problema es que su efecto negativo tarda muchos años en manifestarse, pues se necesitan millones de consumidores para poder evaluar su inocuidad. Entre los peor aceptados están los colorantes, conservantes y potenciadores del sabor. Siempre pensamos que no deberían utilizarse y mejor mostrar los alimentos en su estado natural, una utopía ecológica, pues el único alimento natural es solamente aquel que cultivamos nosotros y lo comemos inmediatamente después de recolectarlo. A partir de ahí, comienza el deterioro.

Una buena sugerencia es suprimir en lo posible, al menos, los alimentos procesados, los envasados y especialmente aquellos con una larga vida útil. También es importante cocinar y comer alimentos frescos preparados siempre que sea posible. Quizá en un caramelo lleno de azúcar no sea precisamente el azúcar el elemento dañino, sino los colorantes que se le añaden para darle un atractivo color. Por ejemplo, si los caramelos de menta no tuvieran un colorante verde, serían de un blanco sucio, nunca verdes.

Hay colorantes, por ejemplo, que tienen buena fama, por ejemplo los colorantes naturales del caramelo (150a-d), el rojo de la remolacha (162), la clorofila (140,141) y el beta caroteno (160a).

He aquí 6 colorantes de alimentos que pueden causar reacciones negativas en el organismo:

Amarillo anaranjado (E110), Amarillo de quinoleína (E104), Carmoisina (E122), Rojo Allura (E129), Tartrazina (E102), Ponceau 4R (E124).

Los podemos encontrar en: Polos, chocolate, bebidas dulces, licores, bebidas deportivas, licores, donuts, madalenas, galletas, tartas, leches con sabores, medicinas y helados.

Entre los conservantes problemáticos:

1. Sorbatos, que se emplean para inhibir el crecimiento de mohos y levaduras que pueden hacer que se estropeen. El sorbato de potasio es improbable que sea peligroso. Otros, como Acido sórbico 200, Sorbato de sodio 201, Sorbato potásico 202 y Sorbato de calcio 203, son añadidos al requesón, yogur, carne seca, frutos secos, encurtidos, vinos dulces, sidra de manzana, jarabes aromatizados y coberturas. También son ampliamente empleados en productos farmacéuticos, como jarabes, gotas para los ojos y la nariz, solución para lentes de contacto y muchos suplementos hechos a base de hierbas. Y también en jabones, champús, cremas hidratantes, cremas anti-edad, cremas de mano, sombra de ojos, rímel, coloretes, tintes para el pelo, correctores a base de cremas y otros productos líquidos.

2. Los benzoatos se producen de forma natural en los arándanos y otras bayas, vegetales, pimientas, hierbas, especias, menta y miel. Tanto naturales como añadidos, pueden producir sensibilidad a los alimentos y bebidas como bebidas gaseosas no cola, licores y zumos de naranja y frutas.

3. Sulfitos (conservantes que contienen azufre). Se emplean en bodegas para destruir las bacterias indeseables en los recipientes en los que se almacena el vino así como para evitar su deterioro. Pueden ocasionar problemas en pacientes asmáticos uno o dos minutos después del consumo. Entre ellos el Metabisulfito de sodio y potasio, y el Dióxido de azufre (220).

Están presentes en los orejones, manzanas secas, macedonia de frutas frescas, licores, zumos, zumos de frutas, vegetales secos, vegetales encurtidos (como cebollas y pepinillos), salsas picantes, salchichas, vinagre, cerveza y vino, especialmente el blanco de barril.

4. Los Propionatos se producen naturalmente en muchos alimentos y habitualmente son causados por determinadas bacterias, como ocurre por ejemplo en los quesos suizos.

Comúnmente añadido a panes, tartas, pasteles como inhibidor de moho. El Propionato de Calcio 282 es el más común y se usa en ambientes húmedos, para evitar que se produzca moho en el pan.

5. Nitritos. Pueden convertirse en nitrosaminas en el cuerpo y causar cáncer. Se añaden al jamón cocido, tocino, carne en conserva, salamis, perritos calientes, salchichas, embutidos curados y enlatados.

6. Ácido Cítrico. Evita el crecimiento de bacterias y dota a los alimentos de un característico sabor cítrico/agrio. Es a veces producido de forma natural o químico (E3309).

Comúnmente añadido a tartas, galletas, sopas, todos tipo de salsas, productos congelados envasados, alimentos enlatados, dulces, mermeladas y helados.

7. Potenciadores del sabor que solamente pueden ser perjudiciales a altas dosis o combinados con aminas y salicilatos. Habitualmente se emplean los Glutamatos (622, 623, 624 y 625).

Se añaden a sopas, salsas, caldos, condimentos, platos asiáticos y vegetarianos, patatas fritas con sabores, aperitivos, fideos instantáneos.

8. La siguiente lista se refiere a los aditivos alimentarios que tienen una influencia negativa en la salud y/o en el comportamiento. Colorantes: 102, E107, 110,122-129, 132, 133, 142,150, 151, 155, 160b, Conservantes: 200, 210-213, 220, 221-227, 228, 249-252, 280-283, Antioxidantes: 310-312, 319-321, Emulsionantes: 407, 413, 416, 421, Anti aglomerantes: 553, Potenciadores del Sabor: 621, 622, 627, E634, 635, Aditivos diversos: E905, 925, 926, 1201, 1520, Edulcorantes Artificiales: 950, 951, E951, 952, 954.

CAPÍTULO 11

ENFERMEDADES Y NUTRICIÓN

Tanto el medio ambiente como el estilo de vida individual, pueden interactuar directamente con el genoma para influir en el cambio epigenético. Los cambios que más influyen parecen ser la contaminación química y electromagnética, así como las perturbaciones mentales intensas. Nuevamente nos tendríamos que salir de la biología y la genética, y llegar a la física y la química ambiental, sin olvidar la psicología, para poder comprender estos cambios y cómo influyen.

Estos cambios pueden reflejarse en varias etapas a lo largo de la vida de una persona e incluso en generaciones posteriores. Por ejemplo, los factores ambientales prenatales y postnatales tempranos influyen en el riesgo adulto de desarrollar varias enfermedades crónicas y trastornos del comportamiento.

El cáncer fue la primera enfermedad humana vinculada a la epigenética. Según estudios realizados en 1983, usando tejidos tumorales humanos primarios, encontraron que los genes de las células de cáncer colorrectal estaban sustancialmente hipometilados en comparación con los tejidos normales. Esta hipometilación del ADN puede activar los oncogenes e iniciar la inestabilidad cromosómica, mientras que la hipermetilación del ADN puede alterar de manera estable la expresión de genes en las células mientras se dividen. Una acumulación de errores genéticos y epigenéticos, puede transformar una célula normal en una célula tumoral invasiva o metastásica. Así que los cambios epigenéticos pueden ser utilizados como biomarcadores para el diagnóstico molecular del cáncer temprano.

Hay varias pruebas que muestran que la pérdida de control epigenético sobre complejos procesos inmunológicos contribuye a la enfermedad autoinmune, especialmente el lupus e incluso la artritis reumatoide, por la sobreexpresión de genes sensibles a la metilación.

De igual modo, los errores epigenéticos también juegan un papel en el desarrollo de trastornos psiquiátricos, autistas y neurodegenerativos en los adultos. La esquizofrenia, por ejemplo, y los trastornos del estado de ánimo alteran la formación del ácido gamma-aminobutírico (GABA), mientras que la hipermetilación reprime la expresión de Reelin (una proteína necesaria para neurotransmisión normal, formación de memoria y plasticidad sináptica) en el tejido cerebral de pacientes con esquizofrenia, enfermedad bipolar y psicosis. También, la metilación aberrante mediada por los niveles de folato se ha sugerido como un factor en la enfermedad de Alzheimer. Los hallazgos en la autopsia de tejido cerebral de pacientes con autismo, han revelado que podría ser consecuencia de la expresión reducida de varios genes relevantes.

El aumento de los conocimientos y las tecnologías en la epigenética en los últimos diez años nos permiten comprender mejor la interacción entre el cambio epigenético, la regulación de genes y las enfermedades humanas, y conducirá al desarrollo de nuevos enfoques para el diagnóstico molecular y los tratamientos.

Modificaciones Epigenéticas y enfermedades cardiovasculares

El papel de los cambios epigenéticos en las enfermedades cardiovasculares podrían explicar los factores determinantes de la heredabilidad de enfermedades complejas, como la aterosclerosis, la hipertensión, el síndrome metabólico y la diabetes, que hasta la fecha no han sido explicados por estudios genéticos de la variación de secuencia. En un estudio reciente, se examinó la influencia del origen de los padres sobre la asociación de la enfermedad y se demostró que el origen de un progenitor altera el riesgo. Por lo tanto, estos hallazgos sugieren que otras variaciones no dependientes de la secuencia pueden contribuir a los rasgos hereditarios. Es importante revisar las relaciones entre la epigenética y la genética, la epigenética y la nutrición, y cómo estas relaciones pueden influir en las enfermedades cardiovasculares. En conjunto, estos hallazgos apoyan el concepto de que las modificaciones epigenéticas pueden influir en el riesgo en enfermedades complejas.

Es importante destacar que la programación epigenética tiene un papel crucial en la regulación de los genes de pluripotencia, que se vuelven inactivos durante la diferenciación. Entre los mecanismos destaca el papel de las modificaciones epigenéticas estables a largo plazo que implican la metilación del ADN. No menos importantes son el papel de los retos nutricionales y ambientales en la herencia generacional y las modificaciones epigenéticas, concentrándonos en ejemplos que se relacionan con enfermedades cardiovasculares complejas y específicamente se analizan los mecanismos por los cuales la homocisteína modifica las marcas epigenéticas. Por último, y más importante aún, se estudian las posibilidades de modificar las etiquetas epigenéticas adquiridas terapéuticamente, resumiendo los agentes actualmente disponibles y especulando sobre las direcciones futuras.

Nutrición y medio ambiente

La hipótesis es que los factores ambientales en períodos cruciales de la vida temprana (durante el desarrollo fetal, por ejemplo) pueden influir en los riesgos de enfermedades cardiovasculares y metabólicas más adelante en la vida. Este concepto es apoyado por una serie de estudios que han asociado bajo peso al nacer en las poblaciones humanas, con mayor riesgo de enfermedad cardiovascular.

La exposición a la hipercolesterolemia de la madre durante la gestación se ha asociado con mayor incidencia y una progresión acelerada de lesiones en humanos, conejos y ratones. También se ha demostrado que la exposición a diferentes patrones de comportamiento durante la vida postnatal temprana influye en modificaciones epigenéticas en modelos animales experimentales. Por lo tanto, se ha sugerido que estos cambios de larga duración surgen, al menos en parte, de alteraciones epigenéticamente mediadas en la expresión génica que se producen muy temprano en la vida. Aplicando estos conceptos a las poblaciones humanas, recientemente se ha propuesto que las tensiones sociales y ambientales durante el desarrollo pueden influir en los procesos epigenéticos que contribuyen a las disparidades de salud en enfermedades cardiovasculares como la hipertensión, la diabetes, los accidentes cerebrovasculares y las enfermedades coronarias.

Estudios más recientes en modelos animales han comenzado a caracterizar modificaciones epigenéticas que están influenciadas por el ambiente intrauterino. Por ejemplo, la alimentación con una dieta baja en proteínas a ratas embarazadas causa bajo peso al nacer, hipertensión y disfunción endotelial en la descendencia. Los estudios han demostrado un papel para el sistema renina-angiotensina en este fenotipo como el tratamiento de las madres embarazadas con inhibidores de la enzima convertidora de la angiotensina o antagonistas del receptor de la angiotensina (AT1R), alivia la hipertensión en la descendencia. De acuerdo con estos resultados anteriores, los descendientes de las madres embarazadas alimentadas con dietas bajas en proteínas se encontraron con genes hipometilados, junto con el aumento de la expresión suprarrenal de AT1bR (una proteína), lo que sugiere un papel de hipometilación específica en la regulación de la presión arterial elevada en este modelo. Otros estudios han informado que una dieta baja en proteínas durante el embarazo en la rata da lugar a la sobreexpresión de los receptores de glucocorticoides hepáticos.

Se ha demostrado que la suplementación de una dieta materna con restricción proteica en ratas con grupos metilo por adición de folato o glicina, disminuye la hipertensión y mejora la vasodilatación dependiente del endotelio. Estos datos apoyan la hipótesis de que el folato puede influir en el desarrollo fetal y el riesgo de enfermedad cardiovascular en la próxima generación. Curiosamente, el suministro de folato a la descendencia, en lugar de a las madres embarazadas, aumentó el estado de metilación de algunos, pero no todos, de los genes modificados por la restricción de la proteína materna, lo que sugiere que algunas modificaciones epigenéticas pueden no ser reversibles por intervenciones nutricionales en la descendencia.

Nutrición en el embarazo

Varios expertos han insistido en que los factores ambientales en períodos cruciales de la vida temprana (durante el desarrollo fetal, por ejemplo) pueden influir en los riesgos de enfermedades cardiovasculares y metabólicas más adelante en la vida. Este concepto es apoyado por una serie de estudios que han asociado el bajo peso al nacer en las poblaciones humanas, con mayor riesgo de enfermedad cardiovascular.

Como hemos señalado, los individuos expuestos prenatalmente al hambre durante el invierno holandés de 1944, experimentaron una mayor prevalencia de obesidad y enfermedad coronaria en la madurez, que quienes habían nacido después de ese período. Los estudios encontraron que los recién nacidos con bajo peso, tuvieron un mayor riesgo de enfermedad coronaria más adelante en la vida y que el aumento del peso al nacer se asociaba con una disminución gradual del riesgo.

También se ha demostrado que la exposición a diferentes patrones de comportamiento durante la vida postnatal, influye en las modificaciones epigenéticas. Por lo tanto, se ha sugerido que estos cambios duraderos surgen, al menos en parte, de alteraciones epigenéticas en la expresión de genes que se producen en las primeras etapas de la vida. Del mismo modo, si aplicamos estos conceptos a las poblaciones humanas, es probable que las tensiones sociales y ambientales durante el desarrollo infantil puedan influir en los procesos epigenéticos, más que la propia genética. Así explicaríamos las disparidades en la salud en relación a enfermedades cardiovasculares como la hipertensión, la diabetes, y las enfermedades coronarias.

Estudios más recientes han comenzado a caracterizar modificaciones epigenéticas que están influenciadas por el ambiente intrauterino. Por ejemplo, la alimentación de una dieta baja en proteínas en las embarazadas causa bajo peso al nacer, hipertensión y disfunción endotelial en la descendencia. Los estudios han demostrado un papel para el sistema renina-angiotensina en este fenotipo, ya que el tratamiento de madres embarazadas con inhibidores de la enzima convertidora de angiotensina o antagonistas del receptor de angiotensina, alivia la hipertensión en la descendencia. De acuerdo con estos resultados anteriores, los descendientes de las madres embarazadas alimentadas con dietas bajas en proteínas se encontraron con genes hipometilados y una presión arterial elevada consecuente.

Otros estudios han informado de que una dieta baja en proteínas durante el embarazo tiene como resultado la sobreexpresión del receptor hepático de glucocorticoides. Estos estudios establecieron un mecanismo epigenético subyacente, lo que daría origen a un gran número de vías metabólicas implicadas en la patología de numerosas enfermedades, incluyendo obesidad, diabetes y aterosclerosis.

Se ha demostrado que la suplementación de una dieta materna en proteínas disminuye la hipertensión, mejora la vasodilatación dependiente del endotelio, aumenta los niveles de óxido nítrico y restaura tanto la expresión del receptor hepático de glucocorticoides. Estos datos respaldan la hipótesis de que el folato y otros donantes del grupo metilo pueden influir en el desarrollo fetal y el riesgo de enfermedad cardiovascular en la siguiente generación.

CAPÍTULO 12

ANÁLISIS EPIGENÉTICO

Según un artículo publicado en Nature Biotechnology, se ha demostrado que los test epigenéticos poseen la misma calidad técnica y rigurosidad que las pruebas genéticas, obteniendo resultados muy similares en todos los casos, y una fiabilidad similar a los análisis genéticos usados de forma rutinaria en los hospitales.

La validación internacional de las pruebas epigenéticas permitirá avanzar en su implantación clínica, pudiendo ser usadas para detectar precozmente ADN tumoral circulante en la sangre, evaluar muestras archivadas en los laboratorios de anatomía patológica desde hace años, contribuir a establecer patrones epigenéticos creíbles que analicen diferencias entre tejido sano y con distintas enfermedades o, que incluso empiece a extenderse la obtención de epigenomas completos con cada uno de los 6.000 millones de ladrillos que forman el genoma humano.

Durante mucho tiempo, se asumió que las marcas epigenéticas paternas se borran completamente después de la fusión de los espermatozoides y los óvulos, pero ahora sabemos que una cierta metilación paterna del ADN probablemente sobrevive a este proceso. Incluso un cambio pasajero en la dieta materna puede causar dificultades en las habilidades de aprendizaje en la descendencia, afectando en particular a la capacidad de aprender adecuadamente una tarea de navegación espacial.

La epigenética está regulada por factores ambientales y esto puede transmitirse de generación en generación, pues el ADN de óvulos y espermatozoides, también está regulado epigenéticamente. La epigenética diluye la frontera clásica entre factores genéticos y factores ambientales, y los asume interrelacionados. Tal es así, que los test epigenéticos se pueden emplear para predecir el riesgo de sufrir una determinada enfermedad o predecir la respuesta a un determinado fármaco.

Por todo ello, el análisis de los patrones de metilación a lo largo del genoma en pacientes enfermos y la comparación de éstos con los presentes en individuos sanos, se ha convertido en una herramienta potencial para el diagnóstico de enfermedades con fenotipos clínicamente relevantes.

¿Por qué analizarlo en el cabello?

El cabello, como tejido de depósito, aporta muchas ventajas al análisis de suero u orina. Crece un cm cada mes, y por ejemplo, un mechón de cabello de 2 cm, por lo tanto, reflejará el nivel de oligoelementos de los últimos dos meses. Permite el envío de la muestra por correo sin condiciones especiales. En contraste, el análisis de minerales en suero refleja una situación puntual, la del momento de la extracción y el resultado no refleja la situación del estado nutricional. El análisis en orina puede ser útil para medir el perfil de eliminación de elementos tóxicos en higiene laboral o para medir la tasa de eliminación de Ca, P y Mg en relación con el metabolismo óseo, pero no para evaluar estados nutricionales.

El pelo, además, es una de las mejores muestras para conservar y transportar ADN de buena calidad, aunque para que sea correcta, el pelo debe tener el folículo piloso adjunto o la raíz, limpio y grueso. Estos vellos normalmente contienen los folículos capilares, o bombillas, en las cuales hay tejido viviente del que se puede extraer ADN y observar la presencia de una gran cantidad de elementos. Las muestras de pelo se conservan mejor en seco, en sobres sellados sin cera. Los sobres debidamente sellados y etiquetados se pueden guardar en un recipiente seco o en una bolsa plástica con gel de sílice o algún otro agente desecante. Los sobres sin cera son porosos, lo cual permite a la muestra mantenerse ventilada.

Mediante esta prueba, analizaremos:

Tanto si está sano como si padece alguna enfermedad, este análisis le mostrará la tendencia del cuerpo y las necesidades internas (imposibles de detectar por otros medios, como un simple análisis de sangre).

Hay indicadores precisos de vitaminas, minerales, ácidos grasos esenciales, aminoácidos. También, indicadores de toxinas (metales pesados, químicos…). Indicadores de microbiología (hongos, parásitos, virus, bacterias…) Indicadores de EMF y ELF (radiaciones ordenador, red eléctrica, radiaciones móvil…)

Estado Nutricional:

Evaluación de estados deficitarios debidos a desnutrición, dietas de adelgazamiento, malnutrición, mal absorción y síndromes relacionados con trastornos gastrointestinales, situaciones carenciales relacionadas con la edad, tratamientos farmacológicos y diversas patologías.

Entre otros, encontraremos:

MACROMINERALES

Calcio, Fósforo, Magnesio…

MICROMINERALES y OLIGOELEMENTOS

Hierro, Cobre, Zinc, Manganeso, Selenio, Cobalto, Níquel, Vanadio, Silicio, Cromo, Selenio Molibdeno…

RELACIONES TÍPICAS

Ca/Mg, Ca/Fe, Ca/Zn, Fe/Cu, Zn/Cu…

Elementos Tóxicos:

Sirve para evaluar la exposición a largo plazo a elementos tóxicos que representan riesgos para la salud, tanto por su difusión en el ambiente como en el entorno laboral. Estos elementos pueden dañar progresivamente diversos procesos enzimáticos neurológicos, o afectar a diferentes sistemas de nuestro organismo. Entre otros:

Aluminio, Plomo, Arsénico, Mercurio, Cadmio, Bario…

CAPÍTULO 11

TRATAMIENTOS NATURALES

Gran parte de la búsqueda de sustancias contra el envejecimiento se ha centrado en el aspecto externo como el pelo canoso, arrugas y flacidez muscular. Sin embargo, el envejecimiento es mucho más que los cambios físicos en la apariencia de nuestro cuerpo. Mientras que el "sentirse viejo" puede ser un estado de la mente, así como un conjunto de sensaciones físicas, el proceso de envejecimiento en sí mismo es una consecuencia biológica.

Los cambios debidos al envejecimiento de nuestras células, los músculos y el oído, así como los del sistema inmunitario, parecen ser irreversibles, pero pueden ser frenados con calostro humano debido a los factores de crecimiento que contiene. Estos factores de crecimiento estimulan nuestro sistema esquelético y el desarrollo muscular a nivel celular, al regular el metabolismo.

Aunque la teoría sobre los telómeros y la longevidad parecen muy nuevas, la medicina natural ya había estudiado el secreto de la "eterna juventud" hace cientos de años sin necesidad de recurrir a complicadas conclusiones, ni a métodos sofisticados de laboratorio. La ciencia médica actual solamente ha confirmado lo que ya sabíamos, que no es poco mérito.

En mi libro *Medicina antienvejecimiento* publicado en el 2009, y posteriormente en *Telómeros, biología antienvejecimiento*, ya describí con sumo detalle todos los procesos físicos y psicológicos que nos inducen al envejecimiento, así como las soluciones que aportan las medicinas alternativas para retrasarlo e incluso revertirlo. Remito al lector interesado a que los revise, si desea ampliar su sed de conocimiento.

En este capítulo hablaré solamente de aquellas sustancias naturales que tienen una acción comprobada en la estabilidad y estructura de los telómeros, además de en los proceso generales del envejecimiento, efecto que ya está siendo evaluado y confirmado por los investigadores más prestigiosos. Al tratarse de productos naturales, orgánicos, se pueden consumir de modo cotidiano sin aparentes peligros para la salud, aunque mejor cuente con la ayuda de un experto. De su continuidad dependerá el éxito, pues cuando de envejecimiento se trata debemos tener en cuenta que luchamos siempre contra el factor tiempo y éste no se detiene.

Finalmente, cuando modificamos nuestra respuesta orgánica a los elementos externos utilizando productos naturales adecuados, estamos influyendo en los datos epigenéticos alterados que ocasionaban daños en el ADN y la expresión genética.

SUSTANCIAS NATURALES

El hecho de que pueda manipular los genes por medio de la felicidad no quiere decir que puede pasar por alto los factores de estilo de vida, ya que eso sería algo imprudente. Los fundamentos básicos siguen siendo importantes -alimentación saludable, ejercicio placentero, sueño reparador, trabajo gratificante, etc.- Las investigaciones sugieren que la alimentación moderna cada vez es más baja en varios nutrientes importantes que tienen un impacto directo en el envejecimiento y nuestros cerebros están sufriendo gracias a esta situación.

La siguiente relación es la más relevante y ahora es objeto de estudio y aplicación por los médicos y especialistas en medicinas alternativas.

PLANTAS MEDICINALES

ASTRÁGALO *(Astragalus membranaceus)*

Otros nombres: Huang Qi, Bei Qi, Hwanggi, Milk Vetch.

El astrágalo es una planta originaria de Asia cuyo nombre significa "líder amarillo", ya que la raíz es de color amarillo y es considerada como una de las hierbas más importantes de la medicina tradicional china, combinada a menudo con otras hierbas para fortalecer el cuerpo contra las enfermedades.

Partes utilizadas:

La raíz seca.

Composición:

Astragalósido IV y cicloastragenol. Azúcares simples, polisacáridos, saponinas, flavonoides, 21 aminoácidos (entre ellos asparragina, alanina, prolina, arginina, ácido aspártico), riboflavina, ácido fólico, vitamina P, ácidos orgánicos, cumarina, sitosterol, daucosterol, colina y betaína. También isoflavonas, hierro, manganeso, cinc, rubidio y selenio.

Usos medicinales:

La investigación reciente en China sugiere que, dado que el astrágalo es un antioxidante, puede ayudar a las personas con formas graves de enfermedad cardiaca, aliviar los síntomas y mejorar la función del corazón.

También puede ser un diurético suave y se comporta como un adaptógeno, una sustancia que ayuda a proteger el cuerpo contra varios tipos de estrés, incluyendo físicos, mentales, patógenos o ambientales.

Contiene antioxidantes, que protegen a las células contra el daño causado por los radicales libres, subproductos de la energía celular, ayudando a proteger el cuerpo contra enfermedades como el cáncer y la diabetes.

Se utiliza para proteger y apoyar el sistema inmunológico, para la prevención de los resfriados e infecciones respiratorias, reducir la presión arterial, y para proteger el hígado.

Tiene propiedades antibacterianas y antiinflamatorias y también de forma tópica en la piel de las heridas. Además, los estudios han demostrado que tiene propiedades antivirales.

En los Estados Unidos, los investigadores han analizado el astrágalo como un posible tratamiento para las personas cuyo sistema inmunitario se encuentra debilitado por la quimioterapia o la radiación. En estos estudios, los suplementos de astrágalo parece ayudar a las personas a recuperarse más rápido y vivir más tiempo. La investigación sobre el uso de astrágalo para las personas con SIDA ha tenido resultados mixtos.

Acción sobre los telómeros:

Comercializado, el extracto de astrágalo se anuncia como un activador de la telomerasa, pues se convierte en el gen *hTERT* que activa la enzima telomerasa. La molécula *cycloastragenol* presente en la raíz, parece ser la parte activa más importante.

En resumen:

Adaptógeno: protege el cuerpo contra el estrés y la enfermedad.

Anemia: Un estudio reciente sugiere que puede mejorar los recuentos de sangre en personas con anemia aplásica.

Resfriados y gripe: En la medicina tradicional china, el astrágalo se utiliza como parte de una combinación de hierbas para prevenir o tratar los resfriados. Las pruebas en animales sugieren que puede actuar contra los virus de los resfriados.

Diabetes: Parece que el astrágalo disminuye el azúcar en la sangre.

Fatiga o falta de apetito por la quimioterapia: Algunos estudios sugieren que el astrágalo puede ayudar a reducir los efectos secundarios de la quimioterapia.

Enfermedades del corazón: El astrágalo puede actuar como antioxidante y ayuda a tratar enfermedades del corazón.

Hepatitis: Una combinación de hierbas que contienen astrágalo para tratar la hepatitis ha proporcionado resultados mixtos.

Enfermedad renal: Puede ayudar a proteger los riñones y a tratar la enfermedad renal, aunque la investigación es preliminar.

Alergias estacionales: Puede ayudar a reducir los síntomas en las personas que tienen rinitis alérgica o fiebre del heno.

Formas disponibles:

El Astragalus puede estar disponible en una variedad de formas:

Tintura (extracto líquido de alcohol)

Cápsulas y tabletas, estandarizadas y no estandarizadas.

Planta seca y pulverizada.

En vía tópica para la piel.

Las formas inyectables se emplean en entornos hospitalarios o clínicos en los países asiáticos.

Precauciones:

A las dosis recomendadas, el astrágalo no tiene efectos secundarios graves y, en general se puede utilizar con seguridad.

Dosis altas pueden interferir en el sistema inmune.

No se debe dar el astrágalo a un niño con fiebre porque la hierba puede hacer que la fiebre dure más o sea más fuerte.

No hay mucha evidencia acerca de si el astrágalo es seguro para las mujeres que están amamantando.

Interacciones posibles:

Con medicamentos que suprimen el sistema inmune, como la ciclofosfamida.

Enfermedades autoinmunes como artritis reumatoide o lupus.

Litio. El Astrágalo puede hacer que sea más difícil para el cuerpo deshacerse del litio medicamentoso, ocasionando intoxicaciones.

CARDO MARIANO *(Silybum marianum)*

Partes utilizadas:

Se emplean las semillas.

Composición:

Silimarina, silibina, histamina y flavonoides.

Usos medicinales:

Es el mejor hepatoprotector conocido, capaz de regenerar al hepatocito. Es eficaz también como colagogo, antitóxico, digestivo y aperitivo. Se emplea con éxito en la cirrosis, las insuficiencias biliares, las malas digestiones y como tónico hipertensor.

Tiene acciones positivas en las hemorragias digestivas, nasales y vaginales.

Alivia la gripe, la cistitis, las jaquecas, las alergias, y contribuye a eliminar cálculos renales y vesiculares.

Otros usos:

Su sinergia se da con el diente de león. Es eficaz para los mareos y vómitos en los viajes. Se le atribuyen buenos efectos como cardiotónico y en la insuficiencia venosa. Posee un efecto antioxidante 10 veces superior a la vitamina E, contribuyendo también a disminuir los niveles de colesterol. Actúa como antihemorrágico en la insuficiencia hepática.

Toxicidad:

No tiene toxicidad.

Efecto antienvejecimiento celular:

La *silimarina* presente en el cardo mariano aumenta la actividad de la telomerasa, mientras que la reduce en las células cancerosas. Esto nos lleva a considerar su papel como un eficaz antienvejecimiento al inhibir las células progenitoras endoteliales.

En los experimentos se examinó si la silimarina, por su efecto hepatoprotector y antioxidante, puede proteger contra la senescencia. Para comprobarlo se aislaron las células mononucleares a partir de sangre periférica de voluntarios sanos y se cultivaron en un medio rico en rapamicina, con o sin silimarina. Pronto se vio que en presencia de silimarina, la actividad de la telomerasa aumentó el triple, reduciendo el número de células senescentes y aumentando la actividad proliferativa.

Por otra parte, se restauró la capacidad reconstructiva. También se detectó una sinergia entre el hierro y la telomerasa bajo la acción de la silimarina, aumentando significativamente la proliferación de linfocitos.

Uno de los componentes del cardo mariano, la *silibinina*, en realidad disminuye la actividad de la telomerasa en las células cancerosas, inhibiendo la actividad de la enzima y la secreción del antígeno específico de la próstata en células con cáncer de próstata.

El cáncer andrógeno sensible de próstata es muy sensible a la dihidrotestosterona (DHT) dependiente de la actividad de telomerasa, a su vez decisiva para la inmortalidad celular. Sin embargo, la telomerasa activada mediante silimarina, solamente parece inhibirse en el caso de células malignas, y nunca en las sanas, siendo estimulada en este último caso por la silibinina.

Así que, y en resumen, la silibinina se puede emplear como un agente antiproliferativo en el cáncer de próstata, pero se logran beneficios adicionales contra algunas de las enfermedades asociadas con el envejecimiento humano.

Y en lo relacionado con los trastornos de la vejez, sabemos que el cardo mariano mitiga el estrés oxidativo, y mejora la memoria.

GINKGO BILOBA

Se trata del único ejemplar de la familia de las Ginkgoáceas. Se le reconocen ejemplares en el Terciario y se le considera un fósil viviente único. Original de China y Japón, en donde era un árbol sagrado que adornaba palacios y templos, ahora está extendido por toda Europa. Tiene un diámetro de 2 metros y alcanza los 30 metros de altura.

Partes utilizadas:

Se emplean las hojas.

Composición:

Antocianinas, flavonoides y ginkgólidos.

Usos medicinales:

Excelente venotónico en varices y hemorroides. Mejora la circulación cerebral, la insuficiencia circulatoria y la fragilidad capilar, siendo especialmente importante en ancianos.

Se comporta como un poderoso antioxidante, aumentando la cantidad de oxígeno disponible para el cerebro, al mismo tiempo que evita la coagulación excesiva de la sangre. Se cree que el Ginkgo también puede ayudar a mejorar la transmisión de información en las células cerebrales y el tiempo de reacción en pruebas de memoria, siendo especialmente eficaz en los pacientes con Alzheimer.

Otros usos:

Eficaz en la disfunción eréctil por un aumento del volumen sanguíneo en los cuerpos cavernosos del pene, ejerciendo también como un moderado antidepresivo.

El extracto de Gingko biloba puede retrasar el inicio de la senescencia celular mediante la activación de vías de señalización P13k/Akt que aumentan la actividad de la telomerasa.

Toxicidad:

No tiene toxicidad, pero puede aumentar la acción de los medicamentos anticoagulantes. No ingerirlo 15 días antes de una cirugía.

MUÉRDAGO *(Viscum album)*

La encontramos adherida a manzanos, chopos, encinas y otras especies. Es una especie protegida y no siempre está disponible a la venta.

Partes utilizadas:

Se emplean las hojas.

Composición:

Acetilcolina, inositol, manitol, colina, viscalbina, saponina, vitamina C y sales minerales.

Usos medicinales:

Hipotensor, espasmolítico y antitumoral. Es un remedio muy eficaz para todos los procesos tumorales, en especial los que se asientan en la cabeza. Algunos especialistas lo aplican in situ, mediante inyecciones, lo que permite emplear dosis más altas y disolver mejor los tumores localizados. También se emplea con eficacia en la hipertensión, la arteriosclerosis y los acúfenos.

Otros usos:

Tiene efectos antiepilépticos y diuréticos. Tiene sinergia con el olivo en la hipertensión. Su capacidad para proteger contra los efectos del estrés oxidativo y el potencial antiaging, demostraron que mejora la producción de óxido nítrico (NO) y disminuye los efectos de los radicales libres. Produce un aumento en la viabilidad celular y evita el envejecimiento celular prematuro.

Toxicidad:

Su grado de toxicidad es medio. Tomarlo con asesoramiento médico.

TÉ VERDE *(Camelia sinnensis)*

La parte de la planta empleada con fines terapéuticos son las hojas.

Composición:

Polifenoles y catequinas. También cafeína, vitaminas B, C, E, K, P, U y F, clorofila, minerales, pectina, sacáridos, aminoácidos, ácido butírico y saponinas. La cantidad de catequina tiende a aumentar a medida que progresa la temporada y así, la primera cosecha de primavera contiene 12-13% de catequina (13-17% como tanino), mientras que el té del verano (tercer cultivo), contiene 13-14% (17-21% como tanino). Esto explica por qué los tés de cultivo segundo y tercero del verano, son más astringentes.

Los tés negro, verde, Oolong y blanco son preparados a partir de las mismas hojas y la diferencia está en la recolección, secado, fermentación y tostado. El té verde y el té negro tienen las concentraciones más altas de catequinas activas, ya que no pasan por este proceso. Aún así, las catequinas representan el 80 por ciento de los flavonoides polifenólicos presentes en el té verde, mientras que en el té negro representan aproximadamente el 20 por ciento a 30 por ciento.

El principio activo más importante en cuanto a su acción sobre la telomerasa, son las catequinas (EC, ECG, EGC y EGCg), de la familia de los flavonoides. El galato de epigalocatequina (EGCG) es la más poderosa de estas catequinas, con una actividad como antioxidante de aproximadamente 25-100 veces más potente que las vitaminas C y E.

Una taza de té verde proporciona 10-40 mg de polifenoles y tiene efectos antioxidantes equiparables a una porción de brócoli, espinacas, zanahorias o fresas.

Se ha descubierto que los polifenoles del té verde, que incluyen el EGCG (galato de epigalocatequina) y muchos otros, ofrecen protección contra varios tipos de cáncer. Los polifenoles en el té verde pueden constituir hasta un 30 por ciento del peso seco de la hoja, por lo que, cuando toma una taza de té verde, está bebiendo una solución bastante potente de saludables polifenoles.

El té verde es el tipo de té menos procesado, por lo que también es el que contiene las mayores cantidades de EGCG que todas las demás variedades de té.

Tenga en cuenta, sin embargo, que muchos tés verdes están oxidados, y este proceso puede eliminar muchos de sus valiosas propiedades. La mejor señal que debe buscar al momento de evaluar la calidad de un té es su color: si el té verde es de color marrón en lugar de verde, lo más probable es que este oxidado.

Posee efectos favorables sobre los telómeros.

Usos medicinales:

La Medicina Tradicional China siempre ha sabido sobre los beneficios medicinales del té verde. Así como las uvas y el vino se extendieron por todo el mundo inicialmente por los fenicios y más tarde por otros comerciantes, el té fue introducido posteriormente a los países occidentales por esos mismos comerciantes y viajeros.

Los beneficios en la salud que proporciona el té verde son muy similares a los descritos para el *resveratrol* de las semillas de la uva que dan lugar al vino tinto.

Posee propiedades antioxidantes, anticancerígenas, antiinflamatorias, termogénicas, probióticas y antimicrobianas. Se emplea en la distrofia muscular, las cardiopatías, y para frenar el desarrollo de los tumores en general al inhibir la acción de la uroquinasa.

Las investigaciones han demostrado que el té verde puede ayudar a mejorar la calidad de la pared arterial mediante la reducción de los lípidos.

Los experimentos más prometedores son su capacidad para proteger contra el daño del ADN inducido experimentalmente, y ralentizar o detener el inicio y la progresión de las colonias de células indeseables.

Otros estudios muestran evidencia de que proporciona cualidades inmunoprotectoras, particularmente en el caso de pacientes sometidos a radiación o quimioterapia. El recuento de glóbulos blancos en estas personas demuestra que hay una gran diferencia entre quienes consumen té verde, frente a quienes no lo hacen.

El tratarse de un té fabricado a partir de hojas frescas, té sin fermentar; la oxidación de las catequinas es mínima, y por lo tanto capaces de actuar como antioxidantes. Los investigadores creen que la catequina es eficaz porque se une fácilmente a las proteínas, bloqueando la adhesión de las bacterias a las paredes celulares e induciendo a su destrucción. También reacciona con las toxinas creadas por bacterias perjudiciales y metales como el plomo, mercurio, cromo y cadmio, impidiendo el daño hepático.

Toxicidad:

Las propias de la cafeína.

ASHWAGANDA (*Withania somnífera*)

Parte utilizada: Raíz.

Usos medicinales:

Inmunoestimulante, Antiséptico, Antitumoral, Antiestrés, Hepatoprotector, estimulante sexual.

Adaptógeno, Tónico, Sedante, Hipotensor, Anticancerígeno, Antinflamatorio.

Estrés, Nerviosismo e Insomnio. Complemento alimenticio en Esclerosis múltiple y Fibromialgia.

Alzheimer, Anemia, Artritis, Asma, Cáncer (auxiliar), Herpes, disfunción eréctil, colesterol, fiebre, Leucocitosis, estrés, Sífilis.

Fatiga, convalecencia, Anemia, Infertilidad.

Toxicidad:

Media. Puede incrementar los efectos de los barbitúricos e interferir en los inmunosupresores..

NUTRIENTES

Vitamina D3

La vitamina D, aunque su nombre así lo indique, no es realmente una vitamina, sino una hormona esteroide neuro reguladora, que tiene una marcada influencia en aproximadamente el 10 por ciento de todos los genes del cuerpo.

En un estudio realizado en más de 2.000 mujeres, aquellas con mayores niveles de vitamina D tuvieron un menor número de cambios en su ADN relacionados con el envejecimiento, así como pocas respuestas inflamatorias. Estos datos fueron comprobados igualmente en los varones, lo que significa que las personas con mayores niveles de vitamina D en realidad pueden envejecer más lentamente que las personas con menores niveles de vitamina D.

La longitud de los telómeros de los leucocitos (LTL) es un pronosticador de las enfermedades relacionadas con el envejecimiento. A medida que envejece, el LTL se hace más corto, pero, si se padece inflamación crónica, la longitud de los telómeros disminuye mucho más rápido, debido a que la respuesta inflamatoria del cuerpo aumenta el volumen de leucocitos. Las concentraciones de vitamina D también disminuyen con la edad, mientras que la proteína C-reactiva (un mediador de la inflamación) aumenta. Este doble efecto, aumenta el riesgo general de desarrollar enfermedades autoinmunes como la esclerosis múltiple y la artritis reumatoide.

La buena noticia es que la vitamina D es un potente inhibidor de la respuesta inflamatoria del cuerpo, y al reducir la inflamación, se disminuye el volumen de los leucocitos, creando una reacción positiva en cadena que puede protegernos contra una variedad de enfermedades. En esencia, protege al cuerpo del deterioro por el envejecimiento.

Los investigadores han descubierto que los subconjuntos de leucocitos tienen receptores para la forma activa de la vitamina D3, permitiendo que la vitamina tenga un efecto directo sobre estas células. Esto también puede explicar la conexión específica entre la vitamina D y las enfermedades autoinmunes.

La manera más favorable para optimizar los niveles de vitamina D sería a través de la exposición al sol segura. Deberíamos enfatizar, no obstante, lo superior que es la vitamina D sintetizada por el sol a diferencia de la vitamina D oral.

Su carencia afecta negativamente a las siguientes enfermedades:

Cáncer, hipertensión, enfermedad cardíaca, autismo, obesidad, artritis reumatoide, diabetes 1 y 2, esclerosis múltiple, enfermedad de Crohn, gripe, resfriados, tuberculosis, septicemia, envejecimiento prematuro, psoriasis, eczema, insomnio, depresiones, dolor muscular, caries, enfermedad periodontal, degeneración macular, miopía, convulsiones, fertilidad, asma, migrañas, fibrosis quística, enfermedad de Alzheimer y esquizofrenia.

Los niveles óptimos son de 50-70 ng/ml. Si prefiere la vitamina D3 oral, consuma 800 a 1.000 IU/día que se podrían aumentar hasta las 2.000 IU por día en individuos con obesidad, osteoporosis, exposición solar limitada (por ejemplo, confinados o trabajadores), o mala absorción.

Si utiliza camas de bronceado asegúrese de no exponerse a campos magnéticos perjudiciales, como las que utilizan balastos magnéticos para generar luz, utilizando aquellas que emplean balastos electrónicos.

La vitamina D, hasta ahora utilizada preferentemente para el metabolismo del calcio, puede tener un efecto sobre la longitud de los telómeros leucocitarios, impidiendo la tasa de acortamiento. Como sabemos, los leucocitos suponen una fuente extraordinaria de ADN, lo mismo que los espermatozoides, la saliva y el folículo capilar.

Los investigadores señalan que la vitamina D es un potente inhibidor de la respuesta proinflamatoria y ralentiza la rotación de los leucocitos (LTL), cuya longitud predice el desarrollo de las enfermedades relacionadas con el envejecimiento, y su acortamiento disminuye con cada división celular y con el aumento de la inflamación.

En un estudio se midieron las concentraciones de vitamina D en suero en 2.160 mujeres, con edades entre 18-79 años (edad media: 49,4). Se dividió el grupo en tres partes, con base en los niveles de vitamina D, y encontraron que la edad avanzada se asociaba significativamente con una menor longitud en los telómeros de los leucocitos (LTL).

Los altos niveles séricos de vitamina D se relacionaron con una mayor longitud, y este resultado se mantuvo incluso después del ajuste por la edad y otras variables que podrían afectar de forma independiente, como la época del año, la menopausia, el uso de hormonas de reemplazo, la actividad física y la exposición al sol.

La diferencia LTL entre los niveles más altos y más bajos de vitamina D fue altamente significativa y los autores declararon que esto era equivalente a 5 años de envejecimiento. Se concluyó que los altos niveles de vitamina D, fácilmente modificables a través de suplementos nutricionales, se asociaron con una mayor longitud LTL (telómeros leucocitarios). Esto pone de relieve los efectos potencialmente beneficiosos de la vitamina D sobre el envejecimiento y las enfermedades relacionadas con la edad. También se analizó la relación entre el ejercicio regular moderado y la minimización de la erosión de los telómeros, tanto en ratones como en humanos.

Una de las causas más extendidas sobre la acusada deficiencia de vitamina D en la población occidental es el abuso de los protectores solares, con factores que ya hablan de la protección total, o bloqueo absoluto de los rayos ultravioleta. El renacimiento del raquitismo infantil y los altísimos niveles de osteoporosis y osteopenia, son debidos a estos bloqueadores cuya acción, lamentablemente, no se considera.

La exposición al sol cuando está por debajo de los 50 grados sobre el horizonte, no aporta ningún beneficio de los rayos UVB (poca intensidad y no atraviesa el cristal), pero nos mantiene expuestos a los rayos UVA que por su longitud de onda más larga pueden penetrar más fácilmente la capa de ozono y otros obstáculos (como las nubes y la contaminación, los cristales) en su camino desde el Sol hasta la Tierra.

Recordamos ciertos conceptos: Los rayos *UVB* penetran menos que los *UVA*, pero son más reflejantes; el 90% son bloqueados por el ozono y por el oxígeno de la atmósfera, aunque es más dañina para la biósfera. En la piel, provoca mayor efecto ya que inicia el efecto rápidamente y después actúa con lentitud y más prolongado, dando el tono bronceado de la piel. Es indispensable para la síntesis de vitamina D y se filtra a través de las gafas, ropa y filtros solares. Una exposición prolongada deprime el sistema inmune y termina afectando a la capa córnea del ojo.

Los ratos UVA, con una longitud de onda entre 320 y 400 nm, llegan con facilidad a la superficie terrestre. Penetra menos profundamente en la piel, pero pueden provocar enrojecimiento, manchas, falta de elasticidad, resequedad, arrugas prematuras y envejecimiento cutáneo. Estos rayos mantienen la misma intensidad a lo largo del año, incluso en los días nublados, durante todas las horas del día. Aún estando la piel bronceada, sigue absorbiendo estos rayos que degradan el colágeno y la elastina y provocan alteraciones a la melanina (manchas). Este tipo de rayos son capaces de atravesar las ventanas, la ropa liviana o incluso el parabrisas del coche. En los invernaderos, son la clave para el desarrollo de las plantas. Resultan ser los más peligrosos, ya que al no dañar la piel de manera inmediata, muchas personas no se cuidan de ellos.

Bajo exposiciones ambientales óptimas, el cuerpo puede producir alrededor de 20.000 UI de vitamina D al día al exponer todo el cuerpo; alrededor de 5.000 IU con el 50 por ciento del cuerpo al descubierto, y si solo expone el 10 por ciento producirá 1.000 IU.

De una manera resumida podemos decir que la vitamina D favorece el transporte del calcio y el fósforo a nivel intestinal, estimula la mineralización en los huesos promoviendo la biosíntesis y la maduración del colágeno. Moviliza el calcio hacia el compartimiento líquido del hueso (lo que explica la necesidad de hidratarse adecuadamente), de una manera similar a la PTH (hormona paratiroidea), manteniendo la integridad muscular mediante la transferencia de calcio y fósforo. También inhibe la secreción de la PTH y posee cierta actividad antitumoral a través del sistema linfomedular.

Últimas investigaciones

Los estudios han unido la vitamina la deficiencia de D a muchos problemas de salud incluso las enfermedades autoimmunes, enfermedad cardiovascular, deterioro cognoscitivo, y cáncer. En este sentido, estudios anteriores han mostrado que niveles altos de vitamina D -específicamente el 25-hydroxyvitamin D- es asociado con un riesgo reducido de cáncer. Una revisión sistemática de siete estudios en la conferencia anual de la Sociedad para el Endocrinología en Brighton (2016), mostró que una deficiencia de vitamina D crea un riesgo creciente de desarrollo de cáncer.

Cómo sintetizarla

Este nutriente liposoluble esencial es activado simplemente exponiendo el cuerpo al sol un mínimo de 5 a 30 minutos al día. No obstante, no basta con exponerse al sol, pues para la conversión del ergosterol en colecalciferol (forma activa de la vitamina D), se necesitan suficientes reservas grasas y comer alimentos igualmente grasos. En la actualidad, y por la obsesión en contra de las grasas y las dietas de adelgazamiento, nueve de 10 occidentales no satisfacen sus necesidades diarias y no comen bastantes comidas que contengan la Vitamina D o precursores, como las yemas del huevo, bebidas fortificadas o hígado de peces azules. La deficiencia es más pronunciada para las personas que viven en las partes norteñas del planeta, sobre todo durante el invierno.

Una dosis de 1.000 IU de vitamina D3 es equivalente a una lata de atún, o 25 yemas del huevo, u ocho tazas de bebida enriquecida, o 25 tazas de cereal fortificado.

En países que tienen poca luz del sol, no sería factible obtener bastante Vitamina D solamente mediante la comida. En el Reino Unido, uno de cada cinco adultos son deficientes en vitamina D y tres de cinco tiene los niveles bajos. Durante el invierno, el 75 por ciento de las personas de piel oscura tienen deficiencias.

También debemos recordar que en los países cálidos, con fuerte incidencia del sol, existen miles de casos de raquitismo, lo que indica que el sol no es el único factor en el metabolismo de la vitamina D.

En un estudio reciente en el Hospital Universitario y la Universidad de Warwick, con un total de 1.125 participantes, 5 de cada 7 mostraron niveles bajos de vitamina D unida a un aumento en el riesgo de cáncer. En otro experimento separado, los investigadores descubrieron que esas personas responden mejor a la Vitamina D, al mejorar su sistema inmune.

BIOTINA (Vitamina H, vitamina B8)

Promueve un sistema nervioso, piel y músculos saludables. La coenzima actúa en el metabolismo de la glucosa y las grasas, ayudando en la utilización de las proteínas, ácido fólico, ácido pantoténico, y Vitamina B-12. Favorece un pelo saludable.

Funciones orgánicas:

Tiene un papel importante como coenzima en el metabolismo de los hidratos de carbono, proteínas y grasas, interviniendo en numerosas reacciones vitales, muchas de ellas solamente comprobables en los animales. Entre estas acciones están el catabolismo de los aminoácidos leucina e isoleucina, la metabolización del Coenzima A, la carboxilación del ácido pirúvico, la formación de la citrulina, sustancia intermedia en la síntesis de la urea, y en la formación del ácido aspártico, siendo un constituyente esencial en la formación del *protoplasma*.

También es indispensable para el aprovechamiento normal de las grasas y ciertas albúminas, y se le atribuyen propiedades que fortalecen los bronquios y pulmones, interviniendo con el ácido nicotínico en la curación de la Pelagra.

Se ha notado cierta dependencia en el suministro de Biotina, especialmente en los niños.

En el hombre se pueden encontrar estados carenciales que tienen una sintomatología consistente en dolores musculares y cansancio, unido a seborrea y forunculosis, pudiendo degenerar en psoriasis.

La dermatitis es otro rasgo característico de la avitaminosis, la cual se manifiesta como descamatoria, con prurito, escamas y grasienta. Hay despigmentación en el pelo y piel, pérdida de la piel alrededor de los ojos primero y después en todo el cuerpo, llegando a notarse alteraciones en los genitales y malformaciones embrionarias.

Todas estas alteraciones son muy normales en los animales pero menos frecuentes en los humanos, los cuales suelen padecer dermatitis benignas que ceden pronto al tratamiento. Estas patologías se centran en las extremidades, son de aspecto escamoso, seco y grisáceo y es normal el cansancio, la apatía y la anemia.

En los niños hay dermatitis seborreica, eritrodermia descamativa y anemia, apareciendo cierto retraso físico y mental, con alopecia, conjuntivitis y defectos de la inmunidad en los linfocitos.

Su déficit produce alteraciones en el funcionamiento de todas las células y tejidos corporales, que se manifiestan en un marcado decaimiento de energía en el cerebro que produce trastornos del estado de ánimo, cansancio crónico y depresión. Hay deterioro y caída de cabello, en la piel dermatitis seborreica, exfoliativa y eczema, y en la lengua inflamación (glositis).

La insuficiencia de biotina suele también producir desordenes neuromusculares como mialgia y fibromialgia, anemia, incremento del colesterol, alteraciones del ritmo cardiaco, depresión de las funciones inmunológicas, alteración de la digestión y del metabolismo, y malformaciones congénitas.

Aplicaciones ortomoleculares:

Envejecimiento prematuro.

Alteraciones de la piel y el cabello.

Previene o alivia la depresión y la apatía.

Interviene en la formación de la glucosa a partir de los carbohidratos y de las grasas, y ayuda a la insulina a regular los niveles de azúcar en la sangre.

Influencia en la telomerasa:

Incrementa la producción endógena de ARN favoreciendo la expresión genética, por lo que probablemente reduzca o revierta el ritmo de envejecimiento y la aparición de las enfermedades degenerativas.

Tiene un importante papel en la prevención de las malformaciones congénitas y probablemente en muchas enfermedades genéticas.

ÁCIDOS GRASOS ESENCIALES

Acido Alfa-linolénico (AAL)

El AAL cuenta con tres efectos biológicos principales, los cuales en conjunto contribuyen a sus efectos benéficos para la salud.

1. Es precursor del EPA y el DHA en su efecto para evitar la formación de coágulos de sangre. Su presencia en el calostro y la leche materna sugiere que el AAL juega un papel en el crecimiento y desarrollo de los niños. Asimismo, es importante en la conservación de la salud de la piel y pelo de los mamíferos.

2. Las dietas ricas en AAL incrementan el contenido de los ácidos grasos totales omega 3 y los fosfolípidos en la membrana de las células. Al incrementarse el contenido de omega 3, aumenta la flexibilidad de las membranas y su capacidad para absorber y ceder nutrientes.

3. El AAL disminuye las reacciones inflamatorias a través del bloqueo en la formación de compuestos que promueven la inflamación que conduce a la arteriosclerosis y otras enfermedades crónicas.

Ácido eicosapentanoico (EPA)

El EPA es el precursor de ciertos eicosanoides que tienden a impedir los procesos inflamatorios. El EPA y no el DHA, es el responsable del efecto saludable del aceite de pescado sobre los triglicéridos.

Ácido docosahexanoico (DHA)

El DHA es una grasa omega-3 que desempeña un papel muy importante para mantener las membranas celulares sanas, flexibles y resistentes al estrés oxidativo, lo que disminuye la inflamación. La inflamación crónica es un factor clave en muchas enfermedades degenerativas, incluyendo la demencia. Los niveles bajos de DHA han sido relacionados con la depresión, la pérdida de la memoria e incluso con un aumento de hostilidad, lo que refleja la importancia de una función cerebral óptima.

La alimentación occidental está compuesta por muchas grasas omega-6 y pocas grasas omega-3 debido a la fuerte dependencia a los alimentos procesados. Se pueden aumentar los niveles de DHA consumiendo más pescados como el salmón y las sardinas, pero en la actualidad la mayoría del pescado está contaminado con mercurio y otros compuestos tóxicos, por lo que muchas personas prefieren los suplementos dietéticos en pastillas.

En los fetos y los niños, el DHA es necesario para el desarrollo y madurez de los ojos, en donde constituyen el 50% de los ácidos grasos de la retina, mientras que representan cerca del 25% del total de ácidos grasos en la materia gris del cerebro.

Efectos en los telómeros:

Un nuevo estudio atribuye parcialmente la longevidad al hecho de consumir omega 3, el cual contribuye a conservar los segmentos de ADN que se encuentran en los telómeros. Los científicos esencialmente identifican a los Omega 3 como un nutriente natural antienvejecimiento.

Investigadores de la Universidad Estatal de Ohio realizaron pruebas en dos grupos diferentes de personas, empleando en uno de ellos suplementos de ácidos grasos omega 3. Aquellos que recibieron los suplementos tuvieron telómeros más largos que los del grupo testigo que recibió un placebo. También hubo una reducción del 15 por ciento en el estrés oxidativo, algo más alto que quienes tomaban vino tinto y chocolate oscuro, dos renombrados antioxidantes.

La conclusión es que el consumo de ácidos grasos omega 3 es un buen sistema adicional para ayudar a preservar la longitud de los telómeros, con el potencial de reducir el riesgo de enfermedades relacionadas con la edad.

SELENIO

Las primeras experiencias se hicieron con animales y se vio, como dato más concluyente, que prolongaba sensiblemente la vida, más que nada debido a su acción antioxidante y su propiedad para prevenir las enfermedades coronarias. El único requisito imprescindible para que el selenio tuviera estas propiedades era que se administrara en forma natural (no procedente del cobre o del ácido sulfúrico), procedente de la tierra (astrágalo o nueces) y que se empleara durante bastantes años. Su carencia, por el contrario, provocaba un envejecimiento precoz, llegando a encontrarse diferencias entre los animales de experimentación de hasta un 25% más de longevidad en los que tomaban suplementos.

Pero las investigaciones sobre sus funciones aún no estaban claras hasta que se descubrió un dato importante: la vitamina E, para poder ejercer sus funciones como antioxidante, necesitaba la presencia del selenio; la sinergia era un hecho ya comprobado. La acción conjunta de ambos nutrientes conseguía detener la acción nociva de los radicales libres, los cuales eran capaces de producir reacciones en cadena mortales.

Unidos a los constituyentes grasos de las células se multiplican y obtienen una fuerza extra, la cual es detenida por los antioxidantes, entre los cuales está la vitamina E.

Funciones orgánicas:

El modo en que ambas sustancias actúan sinérgicamente se cree está concentrado en una enzima específica denominada peroxidasa glutationa, la cual acelera las reacciones corporales, siempre y cuando esté protegida por la vitamina E.

El selenio es un antioxidante que protege a la vitamina E de la degradación. Ayuda a construir el sistema inmunológico destruyendo a los radicales libres, y en la producción de anticuerpos. El selenio se almacena en el hígado, riñones y músculos, y concentraciones relativamente bajas se comportan como preventivas del cáncer.

También fortifica las células energéticas del corazón, asegurándole suficiente oxígeno, ayuda a eliminar el arsénico, el plomo, mercurio y cadmio, y cuando se une al glutatión peroxidasa, protege a los tejidos de los efectos de la oxidación.

Las funciones más demostradas son éstas:

Es un potente y eficaz antioxidante.

Mantiene en buen estado las funciones hepáticas, cardiacas y reproductoras.

Colabora en la elasticidad cutánea y tendinosa, así como en el buen estado de las articulaciones.

Es necesario en la síntesis de las prostaglandinas, la formación del semen, la formación de la coenzima Q y las defensas orgánicas inespecíficas.

Por su acción antioxidante previene del cáncer, el envejecimiento prematuro, las alteraciones de la piel y el cabello, la diabetes, así como la falta de vigor muscular.

El selenio es mucho más efectivo en unión a las vitaminas A, E y C, todas potentes antioxidantes. Existen, sin embargo, algunas formas tóxicas de selenio en el mercado, como el selenito sódico, que no es recomendable tomar de manera continuada y es mejor utilizar la mezcla selenio-metionina o levadura de cerveza cultivada en selenio.

Las necesidades diarias oscilan entre 0,05 a 0,15 mg, aunque en la terapias de choque se emplean 200 mcg.

Aplicaciones ortomoleculares:

Esta terapia no busca cubrir las necesidades diarias de selenio, sino aplicarlo en dosis más altas durante cortos periodos, con el fin de lograr una rápida respuesta en el organismo. Las siguientes, son algunas experiencias válidas:

Envejecimiento prematuro, en unión a las vitaminas A, C y E.

Enfermedades articulares, unido al cobre.

Enfermedades cardiovasculares, asociado a la vitamina E.

Distrofias musculares progresivas o traumáticas, asociado a la vitamina E.

Arteriosclerosis, hipertensión arterial o riesgo de ateromas.

Caída de cabello, junto a vitamina B, cinc y silicio.

Cirrosis hepáticas.

Como preventivo del cáncer o en una fase precoz.

Infecciones frecuentes o graves, unido a las vitaminas A y C.

Síndrome de inmunodeficiencia.

Prostatitis y adenoma de próstata, unido al cinc.

Hipotiroidismo, junto al aminoácido L-tirosina.

Dermatitis o tumores de piel.

Enfermedades que cursan con procesos inflamatorios.

Infertilidad masculina en unión al cinc.

Intoxicaciones por metales pesados.

Poca elasticidad de músculos y tendones.

Como preventivo de la muerte súbita infantil.

Cataratas incipientes.

Fibrosis cística.

Épocas de fuerte entrenamiento deportivo.

Como corrector de los efectos secundarios de los rayos X y las radiaciones ultravioletas.

Intoxicaciones medicamentosas, alcohólicas o por drogas.

Para prevenir las intoxicaciones por prótesis dentarias metálicas.

Toxicidad:

El selenio en sí es un mineral muy tóxico, pero que si tenemos carencia de él los daños también son graves. Lo mejor es tomarlo en los alimentos naturales (ajos, germen de trigo…) que sean ricos en él y si no es posible, podemos recurrir a los preparados dietéticos.

La dosis diaria debe ser de 25 mcg en los lactantes, 100 mcg en los niños y 150 mcg en los adultos.

La sobredosis se puede detectar por el fuerte olor a ajo en el aliento y el sudor, caída del pelo, uñas quebradizas, enfermedades hepáticas y sarpullidos en la piel. Hay que tener especial cuidado con los productos industriales que contienen selenio, como son las fotocopiadoras, las células fotoeléctricas, algunas pinturas y ciertos tipos de cemento. También son frecuentes los champús y lociones a base de selenio que se recomiendan contra la caspa, los cuales pueden llegar a ser tóxicos si se emplean de manera continuada, ya que la piel absorbe bastante bien el metal.

Una pigmentación rojiza de la piel, anorexia, mal gusto en la boca, pérdida de sensibilidad en las manos y encías frágiles, pueden ser otros síntomas de exceso de selenio.

OTROS NUTRIENTES IMPORTANTES

Naturalmente, muchos otros nutrientes, aunque no todos, han sido estudiados en la dinámica de la longevidad, pues sólo recientemente los investigadores han asumido que el ser humano pudiera alcanzar, al menos, 120 años de vida. Sin embargo, creo que es posible hacer algunas recomendaciones generales basadas en el hecho de que la mayoría de las personas son deficientes en muchos de estos nutrientes claves que sabemos son importantes para una salud óptima. Algunos, como la astaxantina y la curcumina, tienen un sólido apoyo científico en cuanto a sus beneficios.

Veamos algunos de ellos que podrían ayudar a aumentar radicalmente la vida al proteger los telómeros y, posiblemente, cambiar la expresión genética.

Astaxantina (*derivada de las microalgas* Pluvialis Haematoccous)

En un estudio realizado en el 2009 sobre el uso de multivitaminicos y la longitud de los telómeros, el alargamiento de los telómeros también fue asociado con el uso de fórmulas antioxidantes. Según los autores, los telómeros son particularmente vulnerables al estrés oxidativo. Además, la inflamación induce el estrés oxidativo y disminuye la actividad de la telomerasa.

La astaxantina se ha convertido en uno de los antioxidantes benéficos más potentes actualmente conocidos, con potentes capacidades anti-inflamatorias y potencial para proteger el ADN. La investigación ha demostrado que puede proteger contra el daño al ADN inducido por la radiación gamma.

Entre sus características únicas están:

Es sin duda alguna el carotinoide antioxidante más potente cuando se trata de captación de radicales libres, siendo 65 veces más potente que la vitamina C, 54 veces más potente que el beta-caroteno y 14 veces más potente que la vitamina E.

También es mucho más eficaz que otros carotinoides en el "bloqueo del oxígeno singlete," que es un tipo particular de oxidación. En este aspecto, es 550 veces más potente que la vitamina E, y 11 veces más potente que el beta-caroteno.

La astaxantina cruza tanto la barrera hematoencefálica como la barrera hemato-retiniana (algo que el beta-caroteno y el licopeno no hacen), que proporciona protección antioxidante y antiinflamatoria para los ojos, cerebro y sistema nervioso central.

Otra característica que hace que la astaxantina sea diferente a otros carotinoides, es que no puede funcionar como un pro-oxidante. Muchos antioxidantes actúan como pro-oxidantes (lo que significa que causan más oxidación en lugar de combatirla) al están presentes en los tejidos en concentraciones suficientes.

Por esta razón es que no es recomendable tomar muchos suplementos antioxidantes como el beta-caroteno, por ejemplo. La astaxantina, por otro lado, no funciona como un pro-oxidante, incluso en cantidades elevadas, haciéndola altamente benéfica.

Por último, una de sus características más profundas es su capacidad única para proteger la célula entera del daño, tanto la parte soluble en agua como la porción soluble en grasa de la célula. Otros antioxidantes afectan sólo a una o a la otra porción. Esto se debe a las únicas características físicas de la astaxantina, que le permiten residir dentro de la membrana celular protegiendo así mismo el interior de la célula.

Ubiquinol (CoQ10)

La Coenzima Q10 (CoQ10) es el quinto suplemento más popular en los Estados Unidos, tomado por un 53 por ciento de los estadounidenses, según una encuesta hecha en el 2010 por Consumer Lab.com.

CoQ10 es utilizado por cada célula de su cuerpo mediante una sustancia conocida como ubiquinona o ubiquinol, que ayuda a producir energía celular y a reducir los signos típicos del envejecimiento. Las personas mayores de 25 años no pueden convertir la CoQ10 oxidada en ubiquinol.

La deficiencia de CoQ10 también acelera el daño al ADN, y debido a que la coenzima Q10 es benéfica para la salud del corazón y la función muscular, el agotamiento de ella conduce a la fatiga, debilidad muscular, dolor y, finalmente, la insuficiencia cardíaca.

Aunque parece que la CoQ10 mejora la calidad de vida, no aumenta significativamente la longevidad.

Aceite de Krill

Las personas que tienen un índice de ácidos grasos omega-3 de menos del cuatro por ciento, envejecen más rápido que las personas con índices superiores al ocho por ciento. Por lo tanto, el índice de omega-3 también puede ser un marcador eficaz sobre la tasa del envejecimiento.

De acuerdo con la investigación del Dr. Harris, las grasas de omega-3 parecen jugar un papel en la activación de la telomerasa.

Los ácidos grasos de omega-3 favoritos de fuentes animales provienen del aceite de kril, ya que tiene una serie de ventajas que no se encuentran en otros suplementos de ácidos grasos de omega-3 como el aceite de pescado.

Además de tener un alto potencial de contaminación, los suplementos de aceite de pescado también tienen un mayor riesgo de sufrir daños de oxidación y rancidez.

El aceite de krill también contiene astaxantina de origen natural, que hace que sea casi 200 veces más resistente al daño oxidativo en comparación con el aceite de pescado.

Vitamina K2

La vitamina K podría ser tan importante como la vitamina D, ya que la investigación continúa aportando un creciente número de beneficios para la salud. Aunque la mayoría de las personas obtienen suficiente vitamina K de su alimentación para mantener una adecuada coagulación en la sangre, no es suficiente para ofrecer protección contra problemas de salud más graves.

Por ejemplo, la investigación ha sugerido durante los últimos años que la vitamina K2 puede proporcionar una protección sustancial contra el cáncer de próstata, que es una de las principales causas de cáncer entre los hombres en los Estados Unidos.

Los resultados de otra investigación mostraron que los beneficios de la Vitamina K ayudan a estimular la salud cardiaca. En el 2004, el *Estudio de Rotterdam*, que fue el primer estudio en demostrar el efecto benéfico de la vitamina K2, mostró que las personas que consumen 45 mcg de vitamina K2 diariamente, viven siete años más que las personas que sólo ingieren 12 mcg al día.

En un estudio posterior llamado *Prospect Stud*, 16.000 personas fueron observadas durante 10 años. Los investigadores descubrieron que cada 10 mcg de vitamina K2 adicional en su alimentación, tuvo como resultado una disminución de eventos cardiacos del 9 por ciento.

La vitamina K2 está presente en los alimentos fermentados, sobre todo en el queso y el alimento japonés natto, que es de hecho la fuente más rica de K2.

Magnesio

El magnesio también desempeña un papel muy importante en los procesos de desintoxicación del cuerpo y por lo tanto es importante para ayudar a prevenir el daño causado por las sustancias químicas ambientales, los metales pesados y otras toxinas. Incluso el glutatión, considerado por muchos como el antioxidante más poderoso de su cuerpo, junto con el SOD, necesita del magnesio para su síntesis.

El magnesio actúa como amortiguador entre las sinapsis neuronales, particularmente con las involucradas con las funciones cognitivas (aprendizaje y memoria). El magnesio se integra en el receptor sin activarlo y le protege de la activación excesiva por otros neuroquímicos, especialmente el glutamato. El glutamato es la "excitoxina", que puede dañar el cerebro si se acumula y el magnesio ayuda a evitar esta acumulación. Esta es la razón por la que muchas veces el magnesio es promocionado como un nutriente "calmante".

Buenas fuentes de magnesio son los alimentos orgánicos enteros, especialmente los vegetales de hoja verde oscura, las algas, las semillas secas de calabaza, el cacao sin azúcar, las semillas de lino, la mantequilla y el suero. Un suplemento de magnesio adecuado es el treonato de magnesio, particularmente bueno debido a su capacidad para penetrar las membranas celulares y cruzar la barrera hematoencefálica, que es importante para preservar un buen funcionamiento cognitivo a medida que envejece.

De acuerdo con la investigación presentada, el magnesio también desempeña un papel importante en la replicación del ADN, la reparación y la síntesis de ARN, y el magnesio alimenticio ha demostrado tener correlación positiva con el aumento de la longitud de los telómeros.

Otras investigaciones han demostrado que la deficiencia a largo plazo conduce al acortamiento de los telómeros en ratas y en cultivos celulares. Al parecer, la falta de iones de magnesio tiene un efecto negativo en la integridad del genoma. Cantidades insuficientes de magnesio también reducen en su cuerpo la capacidad de reparar el ADN dañado, y puede inducir alteraciones cromosómicas.

Según los autores, la hipótesis es que "el magnesio influye en la longitud del telómero es razonable, ya que afecta la integridad y la reparación del ADN, además de su posible papel en el estrés oxidativo y la inflamación."

Folato (Vitamina B9 o Ácido Fólico)

El folato ayuda a prevenir la depresión, los trastornos compulsivos, la atrofia cerebral y otros problemas neurológicos. La deficiencia de folato se correlaciona con los problemas de la memoria, la lentitud de los procesos mentales y el deterioro cognitivo en general, particularmente en las personas mayores. El cuerpo también necesita folato para producir glóbulos rojos y que estos adquieran el tamaño óptimo (VCM). Se cree que la deficiencia de folato provoca niveles elevados de homocisteína, que puede ser uno de los factores principales de las enfermedades cardíacas y el Alzheimer. Sin embargo, estudios recientes podrían refutar esa idea.

Es útil para la prevención de la depresión, los trastornos convulsivos y la atrofia cerebral. Una de las razones lamentables y evitables por la cual algunos creen que los números de folato se reducen, es debido al aumento de la prevalencia de la obesidad, que afecta negativamente la manera en que la mayoría de las personas metabolizan esta importante vitamina.

Muchas veces, las personas confunden el folato con el ácido fólico y es importante conocer la diferencia. El folato es una forma natural de la vitamina y contienen todos los isómeros que el cuerpo necesita para un funcionamiento óptimo. El ácido fólico es la forma sintética de la vitamina que es utilizada en la mayoría de los suplementos y alimentos fortificados.

Los alimentos ricos en folato incluyen a las yemas de huevo, semillas de girasol, espárragos, aguacates, brócoli, coliflor, albahaca, perejil y vegetales verdes como la lechuga romana, nabo, col y espinaca.

Según un estudio publicado en la revista *Journal of Nutritional Biochemistry*, las concentraciones plasmáticas de folato (una vitamina B) corresponden a la longitud del telómero, tanto en hombres como en mujeres, por lo que tiene un papel importante en el mantenimiento de la integridad y metilación del ADN, los cuales influyen en la longitud de sus telómeros.

Vitamina B12

La vitamina B12 es apropiadamente conocida como "*la vitamina de la energía*", y el cuerpo la requiere para una serie de funciones vitales. Entre ellos: la producción de energía, formación de los hematíes, síntesis del ADN, y la formación de la mielina, el aislamiento que protege las terminaciones nerviosas y les permite comunicarse entre sí.

Por desgracia, la investigación sugiere que un mínimo del 25 por ciento en los adultos estadounidenses son deficientes de este nutriente de vital importancia, y casi la mitad de la población tiene niveles sub óptimos en sangre.

La vitamina B12 se encuentra exclusivamente en los tejidos animales, incluyendo alimentos como la carne, hígado de res, cordero, carne de venado, salmón, camarones, aves de corral y huevos. Se cree, por tanto, que quien no comen carne o productos animales está en riesgo de deficiencia, lo que no es cierto. Esta imprescindible vitamina hidrosoluble es sintetizada por la flora intestinal, con el concurso del factor intrínseco gástrico y el oligoelemento cobalto. Posteriormente, se acumula en el hígado por tiempo prolongado.

Vitamina A

Según el estudio publicado en la revista *Journal of Nutritional Biochemistry*, el alargamiento de los telómeros está asociado positivamente con la ingesta alimenticia de la vitamina A.

Desempeña un papel importante en la respuesta inmune, y si hay deficiencias, se desarrolla una predisposición a las infecciones que pueden promover el acortamiento de los telómeros. Sin embargo, no necesita grandes cantidades. 50.000 UI al día son suficientes.

ALIMENTOS

COL *(Brassica Oleracea)* **Berza**

Se trata de una planta que el primer año solamente da hojas y las flores aparecen en el segundo. Crece en tierras húmedas, ligeramente fértiles, ricas en azufre y calcio. Hay que sembrarlas espaciadas y así resistirán bien los fríos. El suelo debe prepararse pasando el arado quince días antes y se incorporan ya los abonos elegidos. Si el clima es húmedo no necesita riegos.

Se recolecta en otoño e invierno y se almacena en sitio frío y seco.

Composición:

Contiene indol-3-carbinol, vitaminas A, B, C y U, así como hierro y azufre. También calcio, magnesio, fósforo, potasio, zinc y yodo.

Propiedades:

Es el mejor remedio contra la úlcera gastroduodenal, especialmente si la tomamos en forma de jugo. También ayuda a curar las enfermedades reumáticas y las hepatopatías. Sin embargo, es difícil de digerir y por ello es posible que se pierdan sus propiedades nutritivas en la cocción, por lo que se recomienda no tirar el caldo. También es adecuada en las enfermedades crónicas de las vías respiratorias, la afonía y para desinfectar el aparato intestinal, incluso de parásitos.

Las hojas se pueden emplear directamente como una cataplasma para aliviar dolores reumáticos, lumbalgias, ciáticas y neuralgias. También se pueden emplear estas cataplasmas en las bronquitis, la congestión hepática, las cistitis, las dismenorreas y la prostatitis, así como para madurar forúnculos y curar úlceras varicosas.

Antiguamente se empleaba el jugo para aliviar los ojos ulcerados, evitar el malestar por un exceso de comida, y para corregir el efecto del alcohol.

Por su contenido en ácido láctico desinfecta el colon, aunque en este caso es mejor emplear la col fermentada. También mejora los dolores de cabeza, previene del cáncer y externamente se puede aplicar en psoriasis, úlceras, chichones, forúnculos, heridas y eczemas. El jugo crudo se toma para el asma, la cistitis, bronquitis, neuralgias, contra la tos y en gargarismos para irritaciones de garganta.

BRÉCOL (*Brassica oleracea itálica*)

Se siembra en época templada y el trasplante se efectúa cuando alcanza los 15 cm de altura, dejando entonces una distancia de 60 cm entre cada planta. Necesita bastante agua y es necesario protegerlo de las heladas y de los vientos. Se recolecta en época fría, empezando por la parte central y luego por los laterales, ya que si no se agota la planta. Los cortes producirán nuevos brotes.

Composición:

Es rico en *sulforafano*, vitamina A, calcio, fósforo, hierro, ácido fólico, potasio, magnesio, zinc, selenio y vitaminas C y E, además de indoles.

Propiedades:

Se emplea en aplicaciones medicinales similares a la col y coliflor. Tiene interesantes propiedades como antioxidante, y su contenido en *indoles* le otorga propiedades anticancerígenas importantes, especialmente en los tumores inducidos por estrógenos.

La presencia de sulforafano le hace estar relacionado con la lucha contra el envejecimiento, mediante la inducción de la actividad de la *proteasoma* y la reducción de la acumulación celular de proteínas modificadas. La enzima proteosoma permite eliminar las proteínas celulares anormales y no deseadas, por lo que su falta de actividad induce el envejecimiento celular.

CHILE PICANTE (Guindilla)

Los chiles contienen *capsaicina*, el componente activo de los pimientos chili y la cayena que le dan calor a las verduras.

Propiedades terapéuticas:

Reduce los niveles de colesterol al favorecer su metabolismo, aumentando su degradación y excreción. Además de reducir los niveles del colesterol total en la sangre, niveles reducidos de *capsaicinoides* reducen el colesterol LDL, pero no afecta a los niveles del colesterol HDL.

La capsaicina bloquea la acción de un gen que produce la constricción de las arterias, lo que permite que fluya más sangre a través de los vasos sanguíneos.

Con su consumo, se observa una pérdida del peso corporal y un aumento de la disponibilidad de algunas proteínas encargadas de metabolizar las grasas.[1]

A largo plazo, el consumo dietético de la capsaicina reduce la presión sanguínea en los hipertensos. Produce un aumento en la producción de óxido nítrico, una molécula gaseosa conocida para proteger los vasos sanguíneos contra la inflamación y disfunción, además de mejorar el riego sanguíneo en los vasos cavernosos del pene.

Inhibe la proliferación celular maligna, por disminución de la actividad de la NADH oxidasa –no la forma reducida saludable– y suprime su activación metabólica.

Induce la apoptosis de las células tumorales.

Tiene efecto hipoglucemiante.

CÚRCUMA (*Curcuma longa*)

Planta vivaz de la familia de las Cingiberáceas que suele alcanzar un metro de altura. Tiene 5 o 10 hojas de pecíolo largo, flores blancas o amarillas y un gran rizoma.

Composición:

Principio amargo, *curcumina*, resina, almidón y ácidos orgánicos.

Partes utilizadas:

Las raíces y hojas

Usos medicinales:

Se emplea como tónico estomacal, pues estimula la producción de jugos gástricos, siendo adecuado para abrir el apetito y en la hipoclorhidria. Es colagoga, carminativa y reduce el colesterol. Es un potente antiinflamatorio.

Otros usos:

Forma parte de la salsa curry, mezclada con coriandro, jengibre, comino, nuez moscada y clavo.

Toxicidad:

Tiene efecto anticoagulante.

Efectos sobre los cambios celulares:

La literatura de investigación en relación con la cúrcuma y el cáncer es verdaderamente enorme, demostrándose que existen evidencias clínicas sobre sus propiedades para prevenir y tratar esta enfermedad. Una de las investigaciones concluyó con este informe: "La *curcumina* (diferuloylmetano), un derivado de la cúrcuma, es una de las sustancias fitoquímicas más investigadas, existiendo múltiples mecanismos que demuestran que puede ser una alternativa a la quimioterapia y para bloquear los efectos secundarios.

El papel *pleiotrópico* (efectos de los genes en los rasgos) de este compuesto dietético incluye la inhibición de las vías de señalización celulares a varios niveles, tales como factores de transcripción, enzimas, detención del ciclo celular, proliferación, y vías alternativas de supervivencia. La curcumina impide la producción de las células cancerosas, siempre que se administre en dosis suficientes. Actualmente, hay datos suficientes que demuestran que interviene favorablemente en los estados de fase II y fase III en afecciones como el mieloma múltiple, cáncer de páncreas y de colon.

La curcumina, actúa como un potente refuerzo inmunológico y anti-inflamatorio. Pero quizá su mayor valor radica en su potencial anticanceroso, y es la que tiene la mejor evidencia -basada en literatura y respaldada por sus afirmaciones anti cancerígenas-. Una vez que llega a las células, afecta a más de 100 rutas diferentes, entre ellas, una vía biológica clave necesaria para el desarrollo del melanoma y otros cánceres.

La especia impide que las cepas de melanoma de laboratorio proliferen y hacen que las células cancerígenas se alejen, cerrando así el factor kappa B (NF-kB), una proteína de gran alcance conocida por inducir una respuesta inflamatoria anormal que conduce a una variedad de trastornos como la artritis y el cáncer.

La curcumina se puede emplear de forma preventiva o curativa, sin que su uso prolongado genere nuevas enfermedades o efectos secundarios. Se ha demostrado que modula el crecimiento de las células tumorales, impidiendo su capacidad de supervivencia, sin afectar a las células sanas.

Sobre los telómeros

Diversas investigaciones han demostrado que la curcumina aumenta la expresión de la telomerasa y por lo tanto ayuda a preservar la longitud de los telómeros. Para probar esta hipótesis, se observaron sus efectos en la expresión de la telomerasa en las células cerebrales expuestas al beta-amiloide, una fuente clave de daño oxidativo y la muerte de las células cerebrales vinculadas a la enfermedad de Alzheimer. Los investigadores midieron los efectos de la curcumina sobre la supervivencia celular y el crecimiento celular, el estrés oxidativo intracelular y la expresión de la telomerasa en estas células cerebrales. Los resultados indican que la protección de los efectos de la curcumina en la enfermedad de Alzheimer puede ser principalmente debido a sus efectos sobre la expresión de la telomerasa. Cuando se inhibe la expresión de la telomerasa los efectos protectores producidos por la curcumina desaparecieron.

JENGIBRE (*Zingiber officinale*)

La reciente investigación sobre la epigenética ha revelado varios de los aspectos ya discutidos del jengibre, especialmente por su capacidad para impactar en la cromatina y regular los mecanismos epigenéticos, especialmente la acetilación de las histonas, proceso por el que un grupo acetil se somete para la transferencia de moléculas.

Puesto que sabemos que la edad, el ambiente, el estilo de vida y la salud en general pueden influir en la epigenética, los estudios sobre esta conocida especia culinaria han tenido ahora valor científico.

La conclusión es que es considerada una hierba potente con la capacidad de impactar la cromatina en el núcleo de una célula y regular los mecanismos epigenéticos, particularmente la acetilación de la histona.

La acetilación es el proceso por el cual un grupo acetil es transferido de una molécula a otra, algo que el jengibre -junto con hierbas similares como la cúrcuma, el tulsi (albahaca sagrada) y la canela- han demostrado ejercer una influencia en la regulación genética.

Un estudio avaló la capacidad del jengibre para aumentar la acetilación de la histona H3 y suprimir la expresión de la histona desacetilasa 1 (HDAC1), eliminando la carga positiva de las histonas y, finalmente, relajando la estructura de la cromatina estrechamente unida, lo que causa un incremento en transcripción -el primer paso en la expresión génica-, donde una determinada cadena de ADN es copiada en el ARN.

Las enzimas que elimina el rastro de acetilo son conocidas como HDACs.

Cuando una persona consume alimentos saludables como el jengibre, estas etiquetas epigenéticas unidas a las proteínas de histonas que envuelven al ADN pueden ser ajustadas, lo que influirá en la expresión de los genes que están vinculados a las vías inflamatorias y neuroprotectoras.

El jengibre fresco o cocido es la única manera en que se encontrará gingerol o shogaol. Ambos se absorben rápidamente y sirven para aumentar el tono gástrico y la motilidad, así como ayudar a relajar los músculos intestinales para que el gas acumulado pueda ser liberado.

SUPLEMENTOS

MELATONINA (*N-acetil-5-metoxitriptamina*)

Recientemente, ha habido un aumento en las investigaciones sobre la melatonina, en apoyo de la teoría del Dr. Rosenzweig de que la melatonina desempeña un papel fundamental en el envejecimiento. Los resultados de estos estudios han descubierto varios mecanismos potenciales de acción para explicar cómo la melatonina afecta el envejecimiento y las enfermedades anexas.

Esta sustancia, que se encuentra en plantas como la Manzanilla y el Hipérico, es segregada por la glándula pineal gracias a la ayuda del aminoácido triptófano y la serotonina, siendo empleada ampliamente para regular los ciclos y la calidad del sueño.

La primera evidencia que implica la melatonina en el envejecimiento es que su producción por la glándula pineal decae drásticamente con la edad avanzada, lo que puede explicar los trastornos del sueño que padecen las personas ancianas. Los datos indican que los niveles máximos nocturnos de melatonina en los seres humanos son dos veces más altos entre los jóvenes (21-25 años) que en personas de mediana edad (51-55 años), y cerca de cuatro veces mayor en los jóvenes que en las personas de edad (82-86 años). La secreción durante 24 horas es aproximadamente dos veces mayor a los 20 años de edad, que a los 60, tanto en hombres como en mujeres.

QUERCETINA

La quercetina es un *flavonoide* que se encuentra en las manzanas, las cebollas, el té, el vino tinto, y muchos otros alimentos, así como en el Ginkgo Biloba y el Hipérico.

Nuevos informes explican que la inhibición del *proteasoma* acelera la aparición de la senescencia en los fibroblastos (células que cicatrizan los tejidos y regeneran la piel), y que este efecto puede ser minimizado mediante la quercetina. El proteasoma es una estructura celular importante que degrada las proteínas viejas o defectuosas (por ejemplo, oxidadas). Cuando su actividad está disminuida se observa un aumento de células envejecidas. La acumulación de elementos oxidados y el daño a las proteínas celulares son causa de la pérdida de actividad del proteasoma.

La quercetina, y su derivado graso la quercetina caprilato, son potentes activadores del proteasoma. Además, estos compuestos tienen un efecto rejuvenecedor en los fibroblastos primarios de mediana edad y senescentes. Cuando se añade quercetina, los fibroblastos mantienen su vida útil y mantienen la morfología joven, siendo su efecto más notorio en la senectud, y menor en las personas muy jóvenes. Las células tratadas con ambos elementos, mantenían sus cromosomas con los extremos más largos, así como su forma original.

También ha sorprendido que en personas de mediana edad y senescentes, la tasa de proliferación celular era muy alta cuando se aplicaba quercetina o caprilato de quercetina durante varias semanas, aunque el efecto se comenzaba a percibir en apenas 5 días.

Además, las células muestran un "fenotipo rejuvenecido" con más morfología alargada y con un menor número de beta-galactosidasa (un marcador de senescencia). Tanto la quercetina como la quercetina caprilato, aumentan la resistencia al efecto oxidativo celular.

RESVERATROL

El resveratrol ha alcanzado notoria fama como antioxidante y antienvejecimiento, justo cuando el vino había perdido mercado a favor de la cerveza. Este hecho nos debe hacer reflexionar sobre el papel del resveratrol, un antioxidante presente en la uva roja y, consecuentemente, en el vino tinto. Así que debemos ser prudentes en su valoración y tener en cuenta los experimentos científicos realizados desde hace una década.

Así que y aunque mi interés personal por el resveratrol es peyorativo, pues creo que es una manipulación de los vendedores de vinos para que la población crea que se trata de una bebida saludable, en una posición imparcial se pueden decir las propiedades que le atribuyen, por ejemplo: penetra en el centro del núcleo de la célula, proporcionando el tiempo indicado para que su ADN repare el daño causado por los radicales libres. La investigación se remonta al año 2003 que mostró que el resveratrol tuvo la capacidad de aumentar la vida útil de las células de levadura.

Los resultados mostraron que el resveratrol podría activar un gen llamado sirtuin1, que también se activa durante la restricción calórica en varias especies. Desde entonces los estudios en los gusanos nematodos, moscas de la fruta, peces, ratones y células humanas, han vinculado al resveratrol por sus propiedades con el alargamiento de su tiempo de vida.

Si quiere tomar resveratrol y no desea consumir vino, busque las uvas moscatel y cómalas enteras, con piel y semillas.

El resveratrol es un *stilbenoid*, un tipo de fenol natural, que se encuentra en la piel de las uvas rojas y por ello en muchos vinos tintos, pero la cantidad presente es muy pequeña y por ello los suplementos se extraen del Knotweed japonés, una planta con aspecto de bambú y que crece hasta ser una especie invasora.

Aplicado a levaduras, gusanos, ratones y peces, se comprobó un aumento de la longevidad, y una mejor expresión genética. El efecto era más notorio en las especies más adultas y poco eficaz en los ejemplares jóvenes.

Algunos científicos publicaron sus conclusiones en la Cell Biology, resaltando los beneficios metabólicos del resveratrol como resultado de la influencia directa en la expresión de los genes que afectan la longevidad, pero solamente en aquellos animales que tienen el gen de la longevidad SIRT1. Los investigadores descubrieron que este ingrediente tiene otros efectos, y que influye en docenas de otras proteínas críticas para funciones metabólicas esenciales. Se le atribuyen efectos en el aumento de testosterona, mejora de la diabetes, acción antiinflamatoria, reducción de los tumores, efectos neuroprotectores y cardíacos. Sin embargo, apenas hay experiencias recientes que avalen todos estos efectos en los humanos. Teniendo en cuenta que el vino contiene una razonable graduación alcohólica, deberíamos ser prudentes a la hora de recomendar esta bebida alegando motivos saludables.

Así que nuestro consejo es simple: si quiere resveratrol, coma la piel de las uvas negras y mastique sus semillas.

CALOSTRO

El calostro es un fluido amarillento y espeso de alta densidad y escaso volumen, segregado por las glándulas mamarias durante el embarazo, hasta el periodo postparto. En estos primeros días se produce un volumen de 2-20 ml por toma, suficiente para satisfacer las necesidades del recién nacido. El calostro tiene menos contenido energético, lactosa, lípidos, glucosa, urea, vitaminas hidrosolubles, PTH y nucleótidos que la leche materna. Sin embargo, contiene más proteínas, ácido siálico, vitaminas liposolubles E, A, K y carotenos. El contenido en minerales como sodio, zinc, hierro, azufre, selenio, manganeso y potasio también es superior en el calostro, y el contenido en calcio y fósforo varía según la madre y su alimentación. La concentración de los aminoácidos libres varía entre el calostro, la leche de transición y la leche.

El calostro tiene un contenido muy elevado en inmunoglobulinas especialmente IgA, lactoferrina, células (linfocitos y macrófagos), oligosacáridos, citoquinas y otros factores defensivos. En este sentido, es de destacar la presencia de Factores de transferencia, moléculas capaces de transferir inmunidad celular de individuos inmunes a individuos no inmunes.

Cada uno de los factores de crecimiento en el calostro ayuda a estimular el crecimiento de células y tejidos mediante la activación de la formación de ADN. A diferencia de otros suplementos que proporcionan los factores de crecimiento sólo individuales, los calostros combinan un paquete completo de factores de crecimiento que trabajan juntos sinérgicamente.

La mayoría de los efectos antienvejecimiento de la terapia de hormonal GH son un resultado de aumento de la concentración en el cuerpo de IGF1 y IGF2, los ingredientes más activos que se encuentran en el calostro. También controlan cómo las células deben crecer y repararse.

INHIBIDORES DE LA MIOSTATINA

La miostatina es una proteína que consta en su estructura molecular de 375 aminoácidos, está presente en los vertebrados y se produce esencialmente en el músculo esquelético, conociéndose también como factor de diferenciación de crecimiento 8. Se trata de un miembro de la familia TGF -beta

(Transforming Growth Factor)- proteínas de transducción señaladas que regulan el crecimiento, la proliferación y diferenciación celular.

Este péptido que afecta al crecimiento muscular, en investigaciones anteriores se ha provocado su inhibición a través del uso de agentes farmacológicos, relacionándose con efectos beneficiosos en el crecimiento y la fuerza muscular. Ahora surge la necesidad de realizar una investigación del funcionamiento de esta molécula en personas centenarias, con el objetivo de analizar en qué grado afecta a la extrema longevidad que pueda tener o no un ser humano.

En este sentido, la frecuencia de este efecto ha sido estadísticamente mayor en la población centenaria en comparación con el grupo de control (7,1% frente a 2,7% respectivamente para el estudio realizado en España y 7,6% frente a 3% para el estudio realizado en Italia). Esto nos lleva a determinar que si bien el estilo de vida y el factor ambiental tienen un efecto fundamental en lo que es el patrón de envejecimiento, el polimorfismo de la miostatina puede desempeñar un papel clave en la excepcional longevidad humana.

Los resultados extraídos de esta investigación (según la Universidad Europea), han puesto de manifiesto el gran poder de la epigenética en la determinación de nuestras vidas y sienta las bases de un gran desarrollo científico en lo que a genética se refiere.

Los inhibidores de la miostatina pueden ser capaces de revertir la pérdida de masa muscular y disminuir la fibrosis, así como la acumulación de tejido conectivo en el músculo que afecta a las personas con distrofia muscular y puede ser un problema en el envejecimiento y la inactividad.

SULFORAFANOS

Actualmente centra la atención de los especialistas en nutrición unos compuestos llamados glucosinolatos, precursores de biomoléculas como el sulforafano (1-isotiocianato-4-(metilsulfinil)-butano), presente en algunas crucíferas.

En realidad se trata de un fitoquímico en estudio debido a sus propiedades antimicrobianas, anticarcinogénicas y quimio preventivas, demostradas en animales de experimentación. Estas propiedades se estudian en relación con patologías como determinados tipos de cáncer o la enfermedad de Parkinson. Por ejemplo, reduce el número de células en la leucemia linfoblástica aguda en ensayos realizados "in vitro", según una investigación publicada en la revista "Plos One" por científicos del Baylor College of Medicine (Estados Unidos). También se sabe que aumenta las células protectoras del sistema inmune llamadas linfocitos intraepiteliales que están presentes en el estómago y en la piel, siendo la primera barrera protectora capaz de protegernos de numerosas infecciones.

Ahora bien, lo mejor de todo es que estamos hablando de un compuesto presente en vegetales que podemos incluir en la dieta. En efecto, una característica de las plantas crucíferas es la síntesis de compuestos ricos en azufre, como los glucosinolatos. Los glucosinolatos se sintetizan y almacenan en las plantas como precursores relativamente estables de los isotiocianatos.

Las plantas del orden Brassicales y de la familia Cruciferae o Brassicaceae, comprenden alrededor de 350 géneros y más de 2000 especies, entre ellas se incluyen algunas plantas de interés culinario como la col, berza, repollo, coliflor, coles de Bruselas y brócoli. Otros cultivos de esta familia son los rábanos, la mostaza silvestre y numerosas hierbas de jardín, que se utilizan para preparar condimentos o guarniciones, pero su aportación de nutrientes a la dieta es mínima. Por todo ello, el Instituto Nacional del Cáncer de los Estados Unidos ha clasificado el brócoli en primer lugar en la lista de hortalizas con propiedades generales anticancerígenas.

Hay que tomar brócoli, pero hay dos inconvenientes, por un lado, el brócoli crudo contiene aproximadamente 2000 mcg. de sulforafano por cada toma. Después de cocerlo, quedan 600 mcg. de sulforafano, lo que supone una destrucción del 70%. Por otro lado, la planta pierde sus propiedades con la conservación.

CICLOASTRAGENOL

El CA-98's (CAG) es una aglicona de astragalósido IV que se identificó por primera vez al examinar los extractos de Astragalus membranaceus como una planta con propiedades antienvejecimiento. El presente estudio demuestra que CAG estimula la actividad telomerasa y la proliferación celular en queratinocitos neonatales humanos. La propiedad de activación de la telomerasa distintiva de CAG, llevó a la evaluación de su posible aplicación en el tratamiento de trastornos neurológicos, con buenos resultados.

El tratamiento con CAG no sólo indujo la expresión de bcl2, un gen regulado por CREB, sino también la expresión de la transcriptasa inversa de telomerasa en neuronas corticales primarias. Curiosamente, la administración oral de CAG durante 7 días atenuó el comportamiento depresivo en ratones experimentales.

En conclusión, CAG estimula la actividad de la telomerasa en queratinocitos neonatales humanos y células neuronales de ratas, e induce la activación de elementos para combatir el problema de envejecimiento de raíz y se cree que posee un gran número de efectos beneficiosos para la salud. Puede ralentizar los procesos degenerativos relacionados con el envejecimiento, y esta acción por sí sola, puede producir importantes resultados positivos para la salud.

Estudios con veinte sujetos revelaron que los efectos fisiológicos antienvejecimiento actúan rápida y efectivamente, reduciendo así los signos visibles del envejecimiento.

Con la ayuda de CA-98 cicloastragenol (CA), la actividad de la telomerasa se activa, lo cual ayuda a que las células humanas vivan más tiempo y se reduzca la pérdida de las mismas. Por lo tanto, estas enzimas desempeñan un papel importante, manteniendo las células joven durante más tiempo.

VITAMINA E (Alfa tocoferol)

Esta molécula es mejor conocida como vitamina E aunque está compuesta por otras 7 formas. El Alfa tocoferol restaura la actividad telomerasa protegiendo la integridad de los telómeros, lo que podría explicar porque la vitamina E ayuda a prevenir enfermedades del corazón y el cáncer de próstata.

La vitamina E se presenta en 8 formas diferentes, 4 tocoferoles y 4 tocotrienoles y el Gama Tocotrienol.

Estos compuestos actúan:

Reduciendo la oxidación del colesterol

Manteniendo niveles saludables de triglicéridos

Ayudando a mantener niveles normales de presión sanguínea.

En un estudio se demostró que los telómeros aumentaron su longitud en un 16% después de su exposición a los tocoferoles.

LUTEÍNA Y ZEAXANTINA

En un estudio publicado este año por la Sociedad Austriaca Para La Prevención del Infarto que incluyó 786 individuos, con una edad media de 66 años, se demostró que concentraciones sanguíneas elevadas de 3 de los 14 antioxidantes probados: Luteína, Zeaxantina y Vitamina C se asociaron significativamente con una mayor longitud de los telómeros.

Los investigadores concluyeron que concentraciones elevadas de cualquiera de estos 3 antioxidantes en el plasma se asocian a un aumento en la longitud de los telómeros de personas saludables, de edad avanzada.

L-CARNITINA

Este aminoácido se almacena principalmente en los músculos y en el cerebro. Poco de él se encuentra en otros órganos y su concentración en la sangre es baja.

El cuerpo lo utiliza para reparar daños en los tejidos y para eliminar toxinas. Un estudio chino demostró que su adición a fibroblastos en cultivo, protege los telómeros al reducir su acortamiento y extiende el ciclo de vida de las células.

Además actúa como estimulante cerebral aumentando el nivel de factor de crecimiento neuronal hasta 100 veces más.

Las personas de edad avanzada muestran una marcada reducción debido a la limitada capacidad de síntesis del organismo.

La Acetil L-Carnitina se emplea selectivamente para prevenir el envejecimiento cerebral.

L-ARGININA

El aminoácido L-Arginina es reconocido por mejorar el flujo sanguíneo. Esto se debe a que aumenta la producción de óxido nítrico y la actividad telomerasa sobre la capa de células epiteliales que se alojan sobre las paredes internas de los vasos sanguíneos.

El aumento en la actividad telomerasa, a su vez, estimula la producción de óxido nítrico. La expansión de estos vasos y el incremento de sangre y oxigeno que se sucede, es esencial para la vida y la función sexual en el varón.

N-ACETIL CISTEÍNA

Este aminoácido es la base para la síntesis orgánica del principal antioxidante, el Glutatión. Además, la N-Acetil-Cisteína promueve la actividad telomerasa y protege la integridad de los telómeros, extendiendo así el tiempo de vida de las células.

NAD

Según un nuevo estudio, publicado en la revista "Science", un metabolito denominado 'nicotinamida adenina dinucleótido' (NAD+) que se encuentra en todas las células del organismo, juega un papel clave en la regulación de las interacciones proteínicas que controlan la reparación del ADN dañado por la exposición a la radiación o por el envejecimiento.

Como explica David Sinclair, director de esta investigación publicada en la revista "Science", "las células de los ratones más longevos fueron indistinguibles de las de los animales jóvenes tras una única semana de tratamiento". Como destaca David Sinclair, "esto es lo más cerca que hemos estado de un fármaco antienvejecimiento efectivo y seguro que, quizá, se encuentre comercializado en un plazo de tres a cinco años si el ensayo clínico va como tiene que ir".

INDOL-3-CARBINOL

Sus propiedades sobre los telómeros radican esencialmente en el *indol-3-carbinol*, con efecto antiestrógenico marcado y la posibilidad de inducir a la apoptosis a las células malignas. Corrige las enfermedades autoinmunes y se cree que el I-3-C puede imitar los efectos de la restricción calórica y prolongar el período de vida mediante la corrección del ADN dañado.

Los estudios de laboratorio realizados hasta el momento indican que este producto bloquea la reducción del telómero. Por otro lado, en experimentos se ha observado que el I-3-C puede causar la muerte de las células del cáncer de próstata, no afectando a las sanas.

El Indol-3-carbinol también puede actuar como un suplemento antienvejecimiento, al reducir el daño causado por los radicales libres y ayudar a la función celular saludable. También puede reducir el riesgo de enfermedades del corazón, ya que evita el aumento de la agregabilidad plaquetaria y reduce la secreción de apolipoproteína B.

ESTILO DE VIDA

Ejercicio

Mientras que la alimentación nutritiva representa un eslabón importante de un estilo de vida saludable, el ejercicio no puede ser ignorado, ya que existe evidencia que sugiere que protege contra el acortamiento de los telómeros. No obstante, el ejercicio extenuante, aquel que se hace no escuchando las señales del cuerpo que nos invitan a descansar, ocasiona un estrés oxidativo que aumenta el envejecimiento. Aunque los músculos parecen responder al movimiento intenso, el resto del cuerpo sufre un deterioro en ocasiones irreversible. El ejercicio de alta intensidad parece ser el preferido de muchas personas, pues la apariencia física les hace parecer sanos, pero poco a poco, el paso de los años les lleva a un envejecimiento precoz.

Dieta hipocalórica

Una investigación anterior ha demostrado que podemos extender la vida mediante la reducción del consumo de calorías, no más de 1.800/2.000. El problema es que las cifras que figuran en los manuales y estudios de dietética siguen hablando de entre 2.500 y 3.500, cifras que podrían haber sido válidas en los años 40-50, cuando la población mundial trabajaba intensamente más de 10 horas al día, no tenía apenas días libres, criaba numerosos hijos, y las viviendas y la ropa no eran adecuadas.

Las investigaciones realizadas con ratas de laboratorio, han demostrado que simplemente disminuyendo los carbohidratos y aumentando las proteínas, se activan los genes que gobiernan la juventud y la longevidad.

También, podemos tener beneficios similares para la salud en cuanto a la restricción calórica, mediante el ayuno intermitente.

Sobre el ataque a las medicinas alternativas.

No os preocupéis, amigos míos, pues las medicinas alternativas a la química seguirán ahí, curando a millones de personas de todo el mundo.

Solamente un ignorante puede rechazar y burlarse de la inmensa obra de la naturaleza, y solamente un científicoególatra se atreve a asegurar que él y sus torpes alumnos, pueden mejorar el proceso de la creación.

Dejemos que cada cual se cure cómo y con quién quiera, y tengamos en cuenta que, a no ser que destruyan todas las plantas medicinales del mundo y nos quiten todos los alimentos ecológicos, nosotros seguiremos curándonos con ellos.

Adolfo Pérez Agustí

El autor

OTROS LIBROS DE INTERÉS

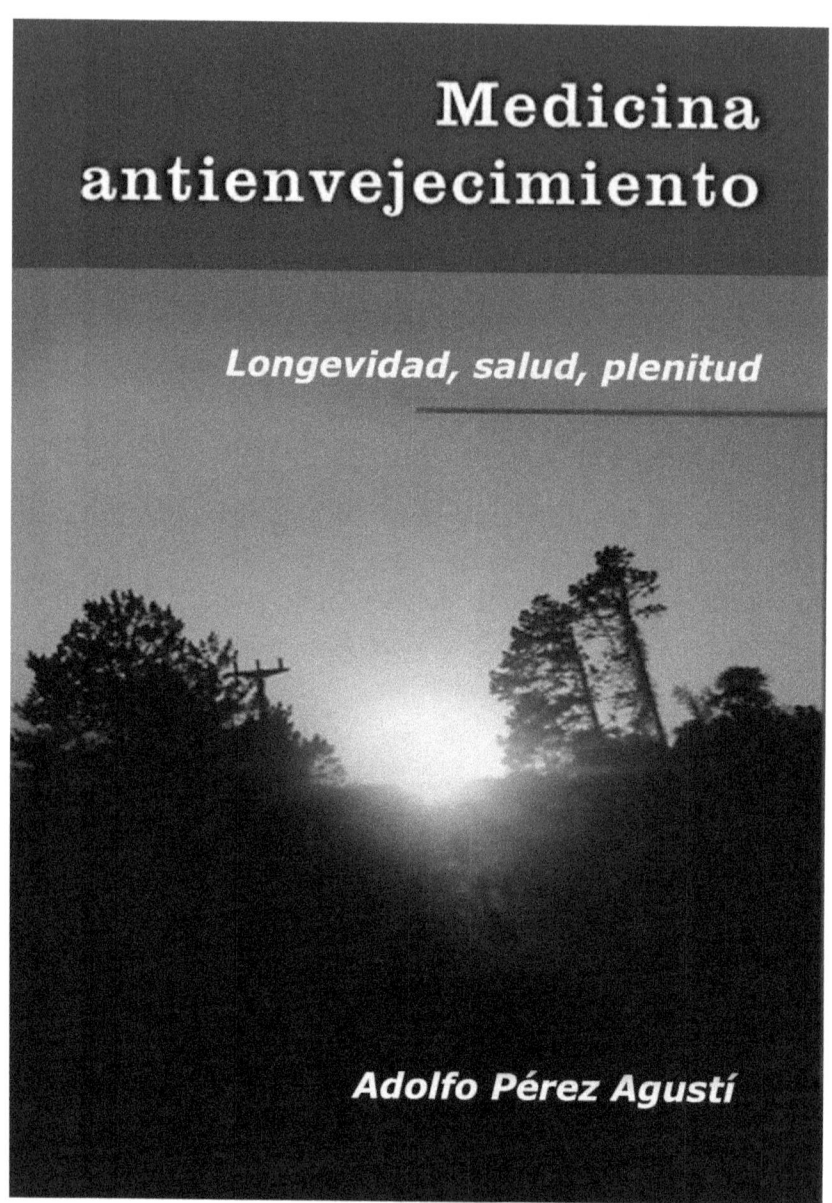

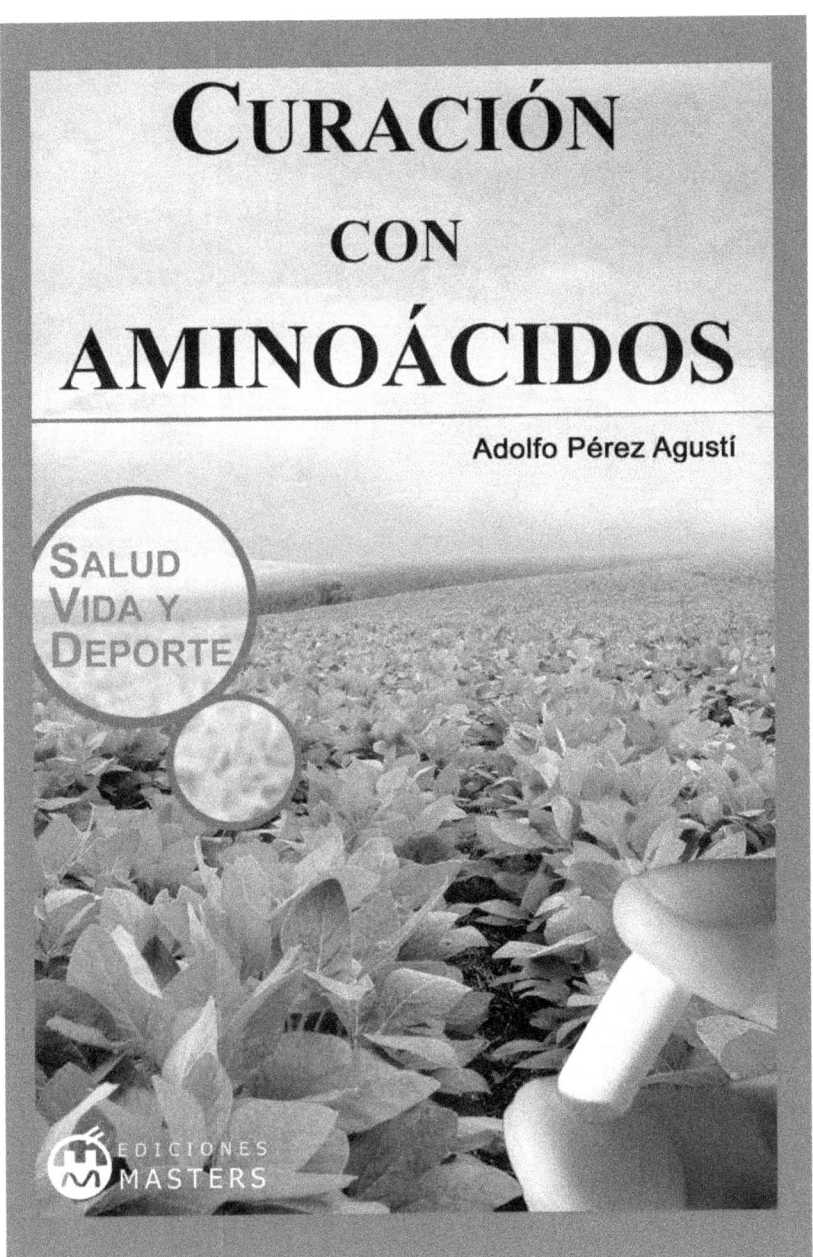

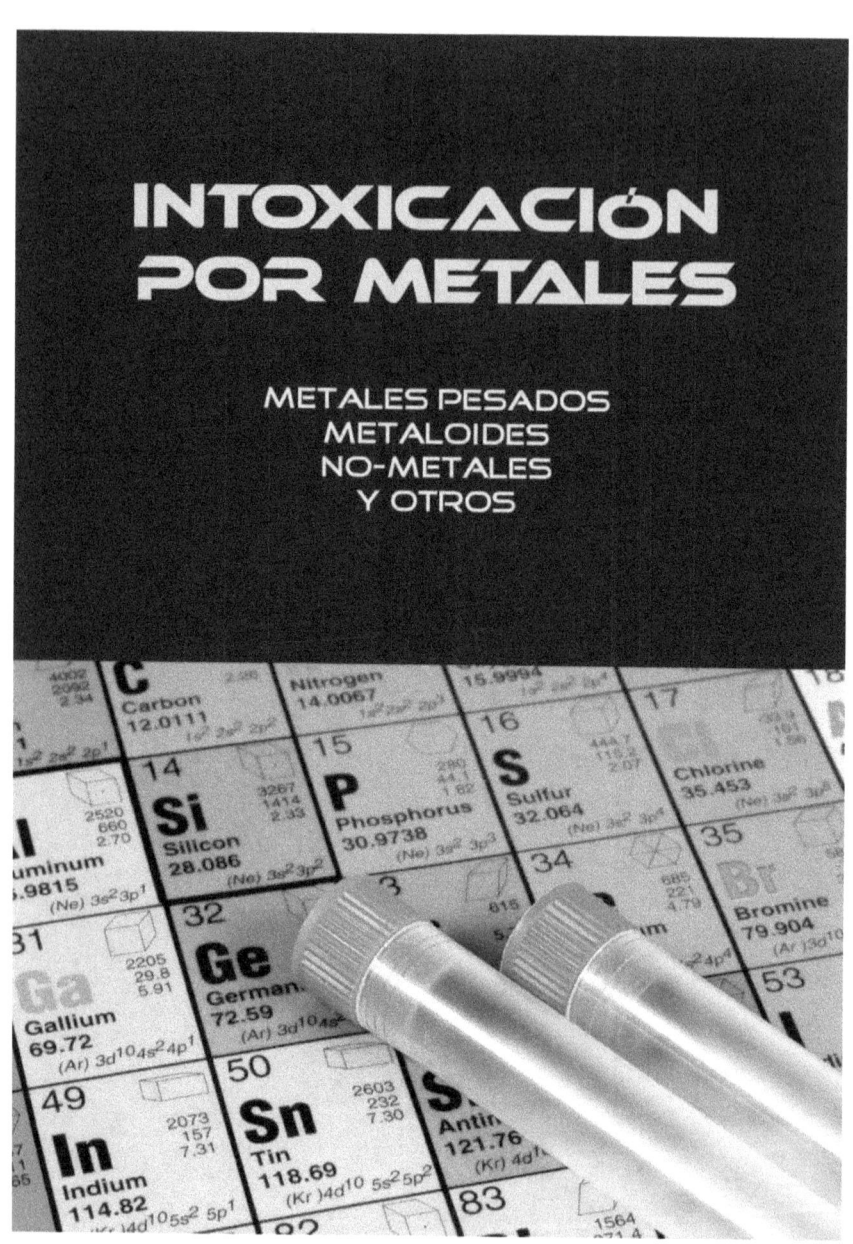

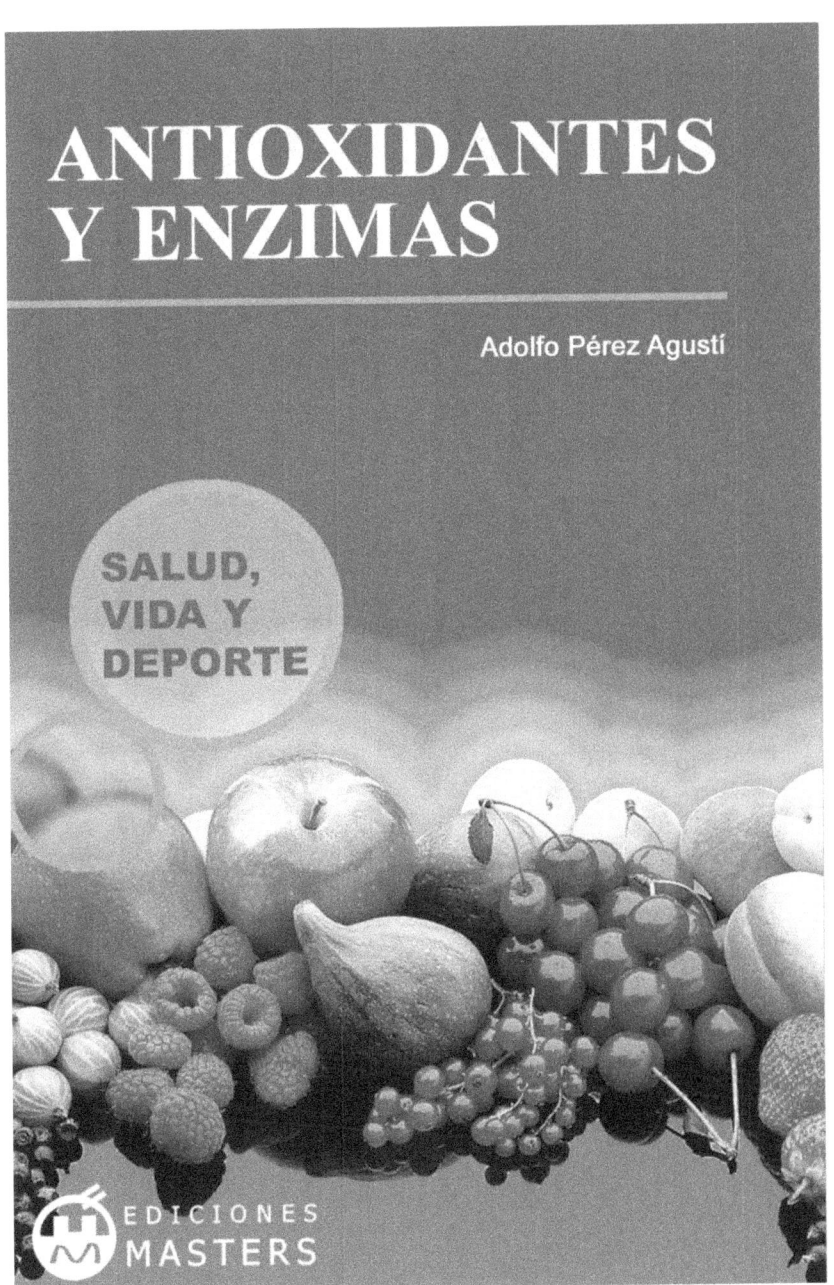

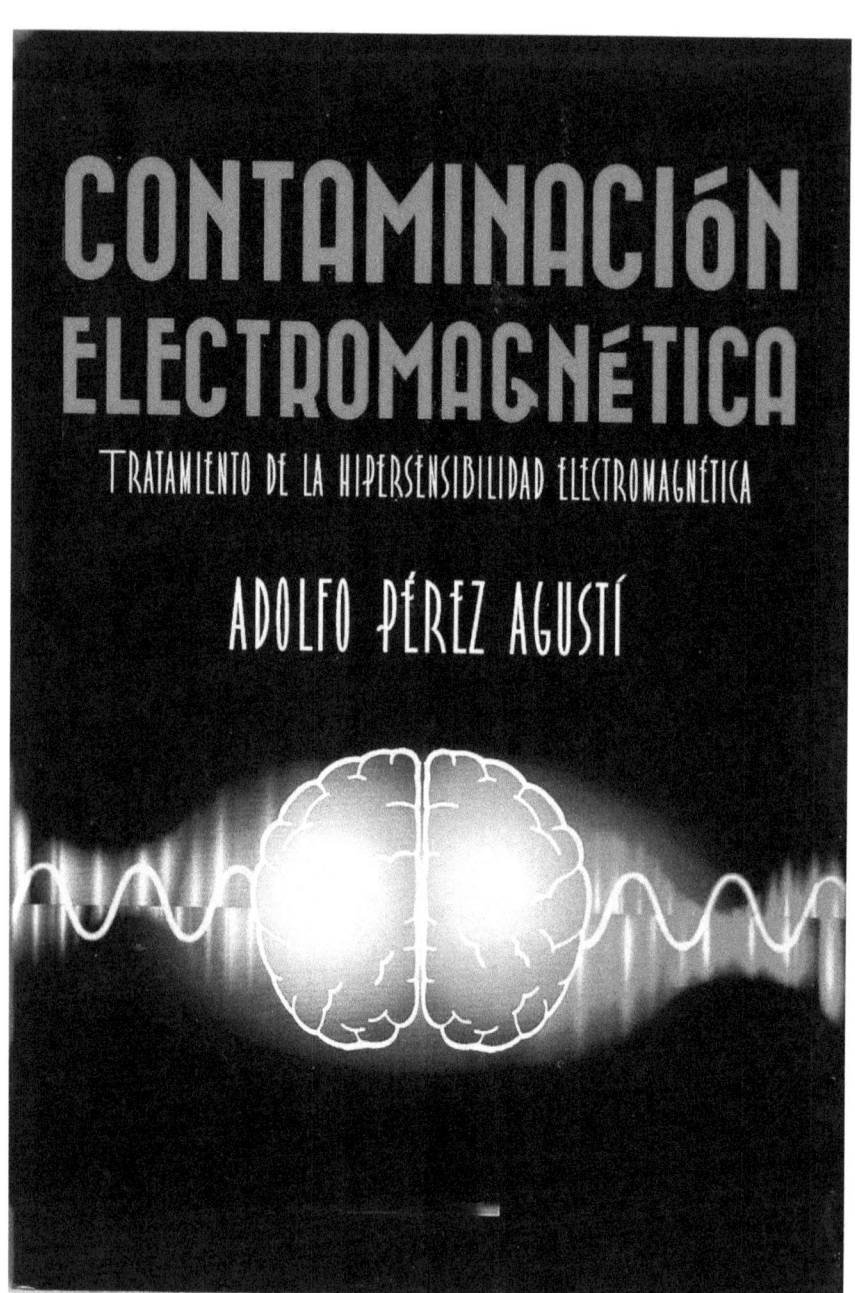

www.ingramcontent.com/pod-product-compliance
Lightning Source LLC
Chambersburg PA
CBHW051203170526
45158CB00013B/167